フローチャート発達障害漢方薬

生きやすくする漢方薬

監修 **古郡規雄** 獨協医科大学精神神経医学講座 教授

著 **坂﨑弘美** さかざきこどもクリニック 院長

新見正則 オックスフォード大学 医学博士 新見正則医院 院長

当事者と小児科医からのメッセージ

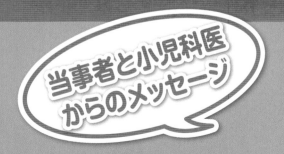

株式会社 新興医学出版社

Flow Chart for Prescription of
Kampo Medicine for Developmental Disorder

Editorial Superviser
Norio Yasui–Furukori, MD, PhD

Hiromi Sakazaki, MD,
Masanori Niimi, MD, DPhil, FACS

© First edition, 2025 published by
SHINKOH IGAKU SHUPPAN CO. LTD., TOKYO.
Printed & bound in Japan

序　文

　発達障害という概念は，近年ますます広がりを見せ，その診断や治療に対する需要も高まっています．注意欠陥・多動性障害（ADHD），自閉スペクトラム障害（ASD）など，その種類は多岐にわたり，患者さんによって異なる症状を示すため，統一的な治療法の確立が困難であるとされています．実際，患者さんごとの特性や症状に合わせた治療が行われています．漢方薬には古くから培われてきた伝統があります．また，診断名のない時代の知恵なので，個別の症状に対応することができます．

　漢方医学が持つ治療効果と安全性は多くの研究で支持されています．特に子どもや長期的な治療が必要な患者に対して，漢方薬の副作用が少ないとされる点は特に重要です．

　漢方医学の今後の展望においては，科学的根拠に基づいた研究と実証が重要な課題となります．これにより，漢方医学の治療効果やメカニズムをより深く理解し，その有用性をさらに確立していくことが目指されています．また，社会的にも漢方医学の理解と普及が進むことで，多様な医療選択肢が一層の活用され，患者の生活の質が向上することが期待されます．

　発達障害の治療において，漢方薬は新たな可能性を秘めています．今後の研究により，漢方医学の治療法がさらに発展し，発達障害の患者さんに重要な役割を果たしていくことが期待されます．

獨協医科大学精神神経医学講座　古郡規雄

執筆者一覧

監 修

古郡　規雄　　獨協医科大学精神神経医学講座 教授

著 者

坂﨑　弘美　　さかざきこどもクリニック 院長

新見　正則　　オックスフォード大学 医学博士，新見正則
　　　　　　　医院 院長

コラム特別寄稿

中山今日子　　薬剤師，漢方 jp 編集長，漢方薬・生薬認定薬
　　　　　　　剤師，日本ファイア研究会 学術担当理事

田中伸一郎　　東京藝術大学保健管理センター 准教授

神田橋條治　　医療法人有隣会伊敷病院精神科

市河　茂樹　　安房地域医療センター小児科 部長

池野　一秀　　長野松代総合病院小児科 部長，思春期漢方
　　　　　　　外来

高橋　秀寿　　埼玉医科大学国際医療センターリハビリテー
　　　　　　　ション科 教授

髙尾　昌樹　　国立研究開発法人国立精神・神経医療研究セ
　　　　　　　ンター病院臨床検査部・総合内科 部長，コロ
　　　　　　　ナ後遺症外来

松本　俊彦　　国立研究開発法人国立精神・神経医療研究セ
　　　　　　　　ンター精神保健研究所薬物依存研究部　部長,
　　　　　　　　薬物依存症センター　センター長

シリーズ刊行にあたって

　物心ついた時からどもり（吃音）があった僕の人生です．僕は書かれた文字を音読すること（たどり読み）ができませんでした．そして，落ちつきがまったくなく，忘れ物が多く，逆上がりができず，靴紐の蝶々結びができず，縄跳びが超苦手で，行進の時は右手と右足が一緒にでるような子どもでした．国鉄の時刻表を覚えるのは得意でした．吃音のために電話がかけられず，パニックになることもありました．自動券売機がなかった当時，駅でキップを買うことができませんでした．

　発達障害の1つであるADHD（注意欠陥・多動性障害）の診断項目を完全に満たす少年時代でしたが，幸いそんなまったく落ちつきのない子どもにも寛容な時代でした．僕は社会生活（小学校や中学校生活）をなんとかやり過ごすことができました．そして極めて楽天的な母のおかげで「勉強しなさい！」と小言を言われた記憶は一切ありません．とてもスクスクと育ちました．学校の先生にも友だちにも恵まれました．つまり僕の発達障害は周囲の理解と僕の運の良さで「特性・個性」の範囲でした．吃音は自分で公言するようになってから影を潜めました．

　今は，そんな子ども時代の経験と四半世紀に及ぶ漢方の勉強を重ね合わせて，発達障害や吃音の患者さんを治療する機会が増えました．そんな僕の経験と，小児科のスーパースターである坂﨑先生の経験が本になりました．

　漢方薬は生薬の足し算です．長い経験をもとに生薬を加減し，さまざまな症状に有効な漢方薬を探してきました．単一

成分が多くを占める西洋薬と異なり，生薬は天然物で多成分系です．さらに生薬の足し算のうえに成り立っている漢方薬も当然，多成分系の薬剤です．現在のサイエンスのレベルでは複雑系に属する多成分系の機序を解明することはできません．わかっているのはこんな症状にはこんな漢方薬が効いたという経験知です．

　一見怪しい漢方薬ですが，西洋薬で効果が得られない時，また西洋薬の効果を増したい時，そして西洋薬の副作用対策などには結構役立ちます．漢方薬に興味がある方は僕たちのフローチャートシリーズ（新興医学出版社）をご利用ください．ラインナップが相当幅広く揃っていますよ．

　現在，発達障害の症状に有効な西洋薬はごくわずかです．そして発達障害を治す西洋薬はまだ登場していません．現在お困りの皆さんには，ぜひ発達障害の治療のピースの1つとして漢方薬もご利用ください．本書では，僕と坂﨑先生の経験をもとに，ファーストチョイスになる保険適用漢方薬をご紹介しています．

　この書籍を参考に，発達障害の患者さんを治療している方，また発達障害のお子さんを持っている方，そして発達障害があるご本人が，いろいろと漢方薬を試して頂けることを願っています．そして成功例が積み重ねられると，発達障害の方に広くお役に立つと思っています．発達障害を持つ方の多くが特性・個性として社会に受け入れられるための一助として漢方薬が活用されることを願っています．

新見正則

本書をお読みになる前に

　発達障害は一般的な概念として啓発されてきました．2004（平成 16）年に立法化された発達障害者支援法の影響が大きいのではないかと思います．発達障害支援法の第二条に定義が定められています．

　【第二条】この法律において「発達障害」とは，自閉症，アスペルガー症候群その他の広汎性発達障害，学習障害，注意欠陥多動性障害その他これに類する脳機能の障害であってその症状が通常低年齢において発現するものとして政令で定めるものをいう．

　発達障害は医学的には，『精神疾患の診断・統計マニュアル（DSM）』と『疾病及び関連保険問題の国際統計分類（ICD）』で定義されています．詳しくはそれぞれを参照して下さい．そのなかで，発達障害は神経発達症，自閉症は自閉スペクトラム症（ASD），注意欠陥・多動性障害は注意欠如多動症（ADHD），学習障害は限局性学習症（SLD）などと病名が変更されています．「障害」という言葉を「症」に置き換えています．本書では，精神科や小児科の専門医以外も，そして一般の方も読者と想定しているために，敢えて見慣れた「障害」という文言を使用します．

　DSM でも ICD でも，いろいろな疾患をカテゴライズして，そして当てはまる症状の数で診断を行っています．症状の数からは疾患に該当しても社会生活にさほど問題がなければ，実は病気には該当しないとされています．つまり，社会の寛容度によって，障害にもなり，また障害ではなく特性・個性にもなるのです．例えば，メガネがない時代は，近視や老眼

は社会生活を相当不便なものにしたでしょう．しかし，メガネがあれば，近視や老眼を障害とする必要がなくなります．

　また，症状の定義も変遷しています．ASD と ADHD は併存しないとされた時代もあるそうです．今や，併存すると考える専門家が多数でしょう．ASD と ADHD にはスペクトラムがあります．軽いものから重いものまでがグラデーションとなり，また相互に重なっているイメージです．他の発達障害の病態とも重なっているでしょう．

　高血圧や糖尿病のようにデジタル化できない，またがんや骨折のように画像化できない精神世界の領域は，いろいろな仮想病理概念の跋扈が可能です．ASD や ADHD のなかにも複数の病態が含まれている可能性が高いでしょう．

　発達障害者の数は 2012 年に ADHD の症状に有効な薬剤が登場してから，20 倍以上に増えたといわれています．商業的見地から発達障害を PR した製薬メーカーの努力も影響しているでしょう．

本書の使い方

　本書は医学専門出版社である新興医学出版社から出版されていますが，医療従事者以外に，ご家族，当事者を含む一般の皆さんも読者対象と想定しています．そのため一般の方に語りかけるような表現も多数含まれています．あえて病名も最新ではありません．

　どこから読んで頂いても結構です．発達障害の症状にすぐに漢方薬を使ってみたい方はフローチャートから読んでください．発達障害について僕たちのメッセージを知りたい方は，フローチャート以外を先にご一読ください．多くの専門家の先生に寄稿いただいたコラムはとっても役に立つと思います．

　生まれながらの発達特性による困りごとが，漢方薬で奇蹟のように軽快することは，ごく稀です．漢方薬は発達障害での困りごとの治療のピースの１つです．いろいろな努力と配慮を積み重ねて，発達障害の方が生きやすい仕組みをつくることが大切です．

　保険適用漢方製剤は148種類あります．この漢方薬で依存症や耐性は生じません．基本的に副作用は稀です．ですから，安心していろいろ試してください．まず，4週間ぐらい飲んで，そして良し悪しを決めるとよいでしょう．どれも効かない時は，自分が（患者さんが）気に入った漢方薬を1年ぐらい飲んでもらうと体質がボツボツ変わることがわかります．

　漢方薬は生薬の足し算です．構成生薬から漢方薬を理解したい方は『3秒でわかる漢方ルール』をご一読ください．

目　次

序文 ………………………………………………………古郡規雄
シリーズ刊行にあたって ………………………………新見正則
本書をお読みになる前に ………………………………新見正則
本書の使い方 ……………………………………………新見正則

漢方薬の基本　新見正則

西洋医のためのモダン・カンポウ …………………… 18
漢方薬の副作用 ………………………………………… 19
発達障害漢方薬早見表 ………………………………… 26

小児科医の立場からお伝えしたいこと　坂﨑弘美

一般小児科医として …………………………………… 30
家族とのかかわり ……………………………………… 32
褒める・叱る …………………………………………… 33
乳幼児期の気になる所見 ……………………………… 34
治りますか？ …………………………………………… 35
「食べる」「眠る」「遊ぶ」「だす」…………………… 36
漢方薬を飲めますか？ ………………………………… 37
お母さん，そしてお父さんへ ………………………… 38

かかりつけ医のフローチャート　坂﨑弘美

発達障害に起因する精神症状

乳幼児期に発達障害を疑ったら ……………………… 46
不安が強い・1 ………………………………………… 48
不安が強い・2 ………………………………………… 50

緊張が強い ……………………………………………… 52

感覚過敏 ………………………………………………… 54

眠れない・1 …………………………………………… 56

眠れない・2 …………………………………………… 58

かんしゃく ……………………………………………… 60

パニック障害 …………………………………………… 62

フラッシュバック ……………………………………… 64

チック …………………………………………………… 70

抑うつ傾向 ……………………………………………… 72

多動・イライラ ………………………………………… 74

合併しやすい身体症状

頭痛 ……………………………………………………… 76

腹痛 ……………………………………………………… 78

便秘 ……………………………………………………… 80

食欲不振 ………………………………………………… 82

心因性頻尿 ……………………………………………… 84

夜尿症 …………………………………………………… 86

月経トラブル …………………………………………… 88

鼻閉 ……………………………………………………… 90

疲れやすい ……………………………………………… 92

起立性調節障害（OD）………………………………… 94

発達障害の子どもの母親に

お母さんの月経トラブル ……………………………… 96

お母さんの疲れ ………………………………………… 98

お母さんのメンタルトラブル・1 …………………… 100

お母さんのメンタルトラブル・2 …………………… 102

当事者で医師になった僕から伝えたいこと　新見正則

漢方と精神科 ……………………………………… 110

発達障害で困っている君たちへ ………………… 112

親御さんへ ………………………………………… 115

企業の方へ ………………………………………… 118

パートナーのあなたへ …………………………… 120

自分は「普通」と思っているあなたへ ………… 122

次のステップへ …………………………………… 126

当事者だった僕の、そして漢方医になった僕の　フローチャート　新見正則

ディープな相談に

どんな発達障害にも ……………………………… 130

吃音 ………………………………………………… 132

発達性協調運動障害 ……………………………… 134

性的異常行動 ……………………………………… 136

強迫性障害 ………………………………………… 138

ゲーム依存 ………………………………………… 140

誰かの暴力が過ぎる時、心中したくなったら ……… 144

あとがき …………………………………………… 147

参考文献 …………………………………………… 150

索引 ………………………………………………… 156

コラム　　新見正則

生成 AI が語れないこと ……………………………… 25

発達障害に有効な新しい漢方薬を作ろう！ ……… 68

僕の吃音 …………………………………………… 128

僕の強迫性障害 …………………………………… 146

コラム　　中山今日子

OTC で買える漢方薬 ……………………………… 28

性暴力被害も身近な薬局で相談 ………………… 69

コラム　　坂﨑弘美

メディアとのかかわり …………………………… 40

乳幼児健診 ………………………………………… 41

コラム　　田中伸一郎

発達障害と特別な才能 …………………………… 42

生活リズムと食事 ………………………………… 43

コラム　　神田橋條治

思い出すままに …………………………………… 66

コラム　　市河茂樹

かかりつけ医で発達障害を診よう ……………… 104

コラム　　池野一秀

普通になれなければ普通以上になればいい ……… 105

コラム　高橋秀寿

発達障害のリハビリテーション ………………………… 106

コラム　髙尾昌樹

発達障害とブレインバンク ……………………………… 107

コラム　松本俊彦

発達障害と依存症 ………………………………………… 142

コラム　竹内今日生

発達障害と認知行動療法 ………………………………… 143

※本書で記載されているエキス製剤の番号は株式会社ツ
　ムラの製品番号に準じています．番号や用法・用量は，
　販売会社により異なる場合がございますので，必ずご確
　認ください．
※本書は基本的に保険適用の漢方薬を記載しています．

1

漢方薬の基本

新見正則

西洋医のためのモダン・カンポウ

　漢方薬が効果を発揮するには，まず西洋医が漢方薬を使用することが必要です．腹部や脈，舌などの漢方の古典的診察によるヒントを用いなくても，役に立てば漢方薬を使用すればよいのです．そして漢方薬は保険適用となっています．

　疑う前にまず使ってみましょう．そんな立ち位置がモダン・カンポウです．漢方薬は食事の延長と思って使用して構いません．しかし，確かに漢方薬には薬効があります．つまりまれに副作用も生じます．何かあれば中止しましょう．それだけの注意を払って，患者さんに使用してください．

西洋医学の補完医療の漢方（モダン・カンポウ）

- 西洋医が処方する
- エキス製剤しか使用しない
- 西洋医学で治らないものがメインターゲット
- 効かない時は順次処方を変更すればよい
- 現代医学的な視点からの理解を
- 古典を最初から読む必要はない
- 漢方診療（腹診や舌診）はしたほうがよいが必須ではない
- 明日からでも処方可能

大塚敬節先生は上記のような処方方法を「漢方薬治療」と呼んでいました．　　　　　　　　　（「大塚敬節著作集」より）

モダン・カンポウこれまでのシリーズはこちらから→

漢方薬の副作用

何か起これば中止ですよ

　保険適用漢方製剤を1包内服しただけで死亡した事例はありません．また，保険適用漢方製剤で流産・早産した報告も皆無です．漢方薬はOTCでも売られており，医師の処方箋がなくても薬剤師の先生や登録販売者の判断で投与できる薬剤です．つまり一番安全な部類の薬剤なのです．しかし，薬効がある以上，まれに副作用も出現します．そんな副作用は徐々に，ボツボツ起こるので，「なにか起これば中止ですよ」と言い添えればまったく心配ありません．

　しかし，理解力に欠ける高齢者では要注意です．「なにか起これば中止ですよ」の意味がわからないことがあるからです．そんな時は，2週間に1度の診察を行うことで安全に処方できると考えています．

麻黄剤

　麻黄からエフェドリンが長井長義博士により単離されました．麻黄を含む漢方薬（麻黄剤）を漫然と長期投与すると血圧が上昇することがあります．注意して使用しましょう．麻黄剤を長期投与する時は血圧計を購入してもらって，そして血圧が上がるようなら再受診や電話相談をするように指示します．それを嫌がる患者さんには2週間ごとの受診を勧めれば問題ありません．

　「麻」の字が含まれる漢方薬，麻黄湯❷⑦，麻杏甘石湯❺⑤，麻杏薏甘湯❼⑧，麻黄附子細辛湯⓵㉗，に麻黄が含まれていることは簡単に理解できます．問題は「麻」の字が含まれないが麻黄

を含む漢方薬です。葛根湯❶，葛根湯加川芎辛夷❷，小青竜湯❶，越婢加朮湯❷，薏苡仁湯❷，防風通聖散❷，五積散❷，神秘湯❽，五虎湯❾などです。ちなみに升麻葛根湯❿の「麻」は升麻，麻子仁丸⓰の「麻」は麻子仁のことで麻黄とは無関係です。

甘草含有漢方薬（医療用漢方製剤の禁忌項目）

①アルドステロン症の患者
②ミオパチーのある患者
③低カリウム血症のある患者
　〔これらの疾患及び症状が悪化するおそれがある〕

半夏瀉心湯❿	小青竜湯❿
人参湯❷	五淋散❺
炙甘草湯❻	芍薬甘草湯❻
甘麦大棗湯❼	芎帰膠艾湯❼
桂枝人参湯❽	黄連湯⓰
排膿散及湯⓬	桔梗湯⓭

（1日量として甘草を2.5g以上含有する品目）

　甘草はグリチルリチンを含みます。長期投与すると偽アルドステロン症を発症することがあります。血圧が上昇し，血清カリウムが下がり，そして下肢がむくみます。甘草が1日量で2.5gを超えると薬剤師の先生から，甘草の量を把握したうえで処方しているかの確認の電話をもらうことがあります。

　しかし，他院で芍薬甘草湯❻を1日3回数年間処方されてもまったく問題ない患者さんが何人もいました。芍薬甘草湯❻は構成生薬が2種類で漫然と投与すると耐性を生じ，また偽アルドステロン症の危険もあります。漢方を理解して処方していれば起こらないことですが，現実的に残念ながら起

表1 甘草 2.5 g 以上含む漢方薬

6 g	芍薬甘草湯 ⑱
5 g	甘麦大棗湯 ⑫
3 g	小青竜湯 ⑲，人参湯 ㉜，五淋散 ㊶，炙甘草湯 ㉔， 芎帰膠艾湯 ⑰，桂枝人参湯 ㉚，黄連湯 ⑳， 排膿散及湯 ⑫，桔梗湯 ⑱
2.5 g	半夏瀉心湯 ⑭

こっていることです．甘草含有量が多い漢方薬は**表1**のとおりです．

　一方で甘草は漢方エキス製剤 146 処方中，108 処方に含まれています．すると漢方薬の併用で甘草は重複投与となり，甘草の量が 2.5 g を超えることは多々あります（**表2**）．注意すればまったく問題ないことですが，漫然とした長期投与は要注意です．

　利尿剤を内服しているとカリウムが 4 以下となり不整脈を気遣う医師では，甘草含有漢方薬の投与を躊躇することがあります．そんな時は甘草を含まない漢方薬を知っていることが大切です．甘草を含まない漢方薬でも結構対応可能です．

　煎じ薬では「去甘草」（甘草を除く）とすればよいのですが，構成生薬が固定されている漢方製剤では特定の生薬を抜くことはできません．甘草を投与したくないけれど漢方薬を与えたい時は**表3**のなかから漢方薬を選ぶことになります．これらの甘草を含まない漢方薬でもいろいろな症状に対応可能です．

　芍薬甘草湯 ⑱ の奥深さについてさらに知りたい方は『フローチャート慢性腎臓病漢方薬』をご参照下さい．

表2 漢方薬を複数処方する時は甘草の量に注意

処方①（甘草 g）	処方②（甘草 g）	①＋②の甘草量（g）
芍薬甘草湯❻❽（6）	柴胡桂枝湯❿（2）	8
芍薬甘草湯❻❽（6）	疎経活血湯❺❸（1）	7
小青竜湯⓵❾（3）	小柴胡湯❾（2）	5
苓甘姜味辛夏仁湯⓵⓵❾（2）	小青竜湯⓵❾（3）	5
炙甘草湯❻❹（3）	苓桂朮甘湯❸❾（2）	5
麦門冬湯❷❾（2）	小柴胡湯❾（2）	4
白虎加人参湯❸❹（2）	小柴胡湯❾（2）	4
麻杏甘石湯❺❺（2）	小柴胡湯❾（2）	4
苓甘姜味辛夏仁湯⓵⓵❾（2）	小柴胡湯❾（2）	4
葛根湯❶（2）	桂枝加朮附湯⓵❽（2）	4
葛根湯❶（2）	小柴胡湯加桔梗石膏⓵⓪❾（2）	4
麦門冬湯❷❾（2）	柴胡桂枝湯❿（2）	4
麦門冬湯❷❾（2）	麻杏甘石湯❺❺（2）	4
麻杏甘石湯❺❺（2）	麻杏薏甘湯❼❽（2）	4
越婢加朮湯❷❽（2）	防已黄耆湯❷⓪（1.5）	3.5
麻黄湯❷❼（1.5）	越婢加朮湯❷❽（2）	3.5
麦門冬湯❷❾（2）	補中益気湯❹❶（1.5）	3.5
疎経活血湯❺❸（1）	当帰四逆加呉茱萸生姜湯❸❽（2）	3
滋陰降火湯❾❸（1.5）	竹茹温胆湯❾❶（1）	2.5
滋陰降火湯❾❸（1.5）	清肺湯❾⓪（1）	2.5

※生薬が重なる時は，エキス製剤では処方①＋②の合計，煎じ薬では多いほうのみを処方します.

表3 甘草を含まない処方

麻黄剤	麻黄附子細辛湯❶❷❼
瀉心湯	黄連解毒湯⓯，温清飲❺❼，三黄瀉心湯⓭❸
柴胡剤	大柴胡湯❽，柴胡加竜骨牡蛎湯⓬
参耆剤	半夏白朮天麻湯㊲
腎虚に	八味地黄丸❼，六味丸㊼，牛車腎気丸⓵❼
血虚に	七物降下湯㊻，四物湯㉛
駆瘀血剤	当帰芍薬散㉓，桂枝茯苓丸㉕，大黄牡丹皮湯㉝
水毒に	五苓散⓱，小半夏加茯苓湯㉑，猪苓湯㊵
附子剤	真武湯㉚
建中湯	大建中湯⓵⓪⓪
下　剤	麻子仁丸⓵㉖，大承気湯⓵㉝
その他	半夏厚朴湯⓰，呉茱萸湯㉛，木防已湯㊱，茯苓飲㊽， 辛夷清肺湯⓵⓪❹，猪苓湯合四物湯⓵⓬， 茯苓飲合半夏厚朴湯⓵⓰，茵蔯五苓散⓵⓱， 三物黄芩湯⓵㉑，桂枝茯苓丸加薏苡仁⓵㉕， 茵蔯蒿湯⓵㉟

23

小柴胡湯⑨（医療用漢方製剤の禁忌項目）

①インターフェロン製剤を投与中の患者
②肝硬変，肝癌の患者
③慢性肝炎における肝機能障害で血小板数が 10 万/mm³ 以下の患者

以前は保険適用漢方製剤で唯一の併用禁忌項目は小柴胡湯⑨でした．

高齢者では原発性肝癌や転移性肝癌に罹患している人も少なくありませんので，注意が必要です．

なお，この禁忌事項は小柴胡湯⑨にのみ適応され，不思議なことに小柴胡湯⑨含有漢方薬である柴胡桂枝湯⑩，柴陥湯(73)，柴朴湯(96)，小柴胡湯加桔梗石膏(109)，柴苓湯(114)には禁忌の記載はありません．

腸間膜静脈硬化症

最近注目されている山梔子による副作用です．山梔子含有漢方薬を 5 年以上内服している時には特に注意が必要といわれています（表 4）．下痢，腹痛，便秘，腹部膨満，嘔気，嘔吐などが繰り返し現れた場合や便潜血が陽性となった時は念のため，大腸内視鏡検査を行いましょう．僕はまったく気にせず使っていますが，こんな副作用があると知っておくことは大切です．

表 4　山梔子を含む漢方薬

黄連解毒湯⑮，加味逍遙散㉔，荊芥連翹湯㊿，五淋散(56)，温清飲(57)，清上防風湯(58)，防風通聖散(62)，竜胆瀉肝湯(76)，柴胡清肝湯(80)，清肺湯(90)，辛夷清肺湯(104)，茵蔯蒿湯(135)，加味帰脾湯(137)　など

88002-905 JCOPY

コラム　生成 AI が語れないこと

　　ここ数年の生成 AI の進歩は素晴らしいものがあります．生成 AI を使えば，書籍も論文も執筆が容易になります．すべてを生成 AI に任せることも可能ですし，生成 AI の助けを借りて執筆することができます．現状では生成 AI を利用した文章には相当な不自然さが残りますが，早晩その不自然さは解決されるでしょう．生成 AI は過去にコンピュータデータとして記憶されている膨大な蓄積データから，要領よく要点を抽出し概要を作り出すことができます．ですからこれからのデータはコンピュータが無料で読めるように，そして集積される必要があります．それが学問の進歩にも繋がるのです．一方で新しいことは現状の生成 AI では創造できません．また体験談もじつは苦手です．この書籍には坂﨑先生の小児科医としての体験と発達障害の当事者としての僕の体験が率直に，赤裸々に語られています．この書籍の文章は生成 AI には絶対に叩き出せないものなのです．是非とも臨場感を味わってください．また，発達障害の治療法は未だに緒に就いたばかりです．これからデータが集積されて，有効性の真偽が確かめられていくのです．そんな創造的なことは生成 AI には現状では不可能なことなのです．今回の書籍の内容は生成 AI が苦手にしていることがメインストリームになっています．是非とも，お楽しみください．そして過去を頼りにする生成 AI にはできないことがこの書籍から生み出されることを願っています．

（新見正則）

発達障害漢方薬早見表

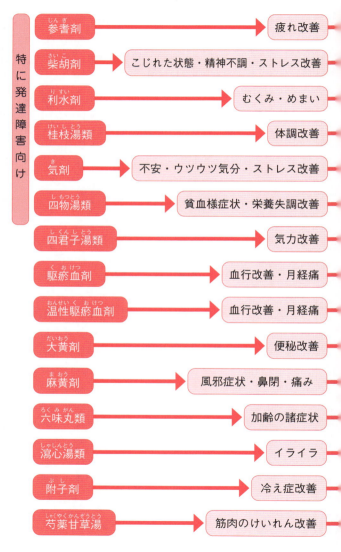

★本書のフローチャートには登場しません.

→ 加味帰脾湯 ⑬, 補中益気湯 ㊶, 十全大補湯 ㊽

→ 抑肝散 ㊴, 柴胡加竜骨牡蛎湯 ⑫, 柴胡桂枝湯 ⑩, 四逆散 ㉟, 大柴胡湯 ⑧

→ 五苓散 ⑰, 苓桂朮甘湯 ㊴, 半夏白朮天麻湯 ㊲

→ 小建中湯 ⑨⑨, 桂枝加竜骨牡蛎湯 ㉖, 桂枝加芍薬湯 ㉍

→ 半夏厚朴湯 ⑯, 甘麦大棗湯 ㉒

→ 四物湯 ㉑, 十全大補湯 ㊽

→ 六君子湯 ㊸

→ 桂枝茯苓丸 ㉕, 桃核承気湯 ㊱

→ 当帰芍薬散 ㉓, 加味逍遙散 ㉔

→ 桃核承気湯 ㊱, 調胃承気湯 ㉔

→ 葛根湯加川芎辛夷 ②, 越婢加朮湯 ㉘

→ 六味丸 ㊼, 八味地黄丸 ⑦★

→ 黄連解毒湯 ⑮, 半夏瀉心湯 ⑭★

→ 麻黄附子細辛湯 ⑫⑦, 桂枝加朮附湯 ⑱, 八味地黄丸 ⑦★

→ 芍薬甘草湯 ㊽★

コラム　OTC で買える漢方薬

　本書掲載の漢方薬は，ツムラやクラシエの製品を揃えているドラッグストアでほぼ購入可能です（甘麦大棗湯❼2，越婢加朮湯❷8，半夏白朮天麻湯❸7は限られた店舗でしか販売されていません．）．また，苓桂朮甘湯❸9と四物湯❼1を合わせて服用する方法が紹介されています（本書 p50）が，OTC だと 2 つが合わさった連珠飲として販売されていて飲みやすいです．また，ほとんどの処方に錠剤があり，漢方を試したいけど粉薬は嫌という方にもその効果を試していただくことができます．医療用では曖昧な小児の用法・用量も，OTC の添付文書には明記されていますので，一般の方が服用する際も安心です．

　医療用と OTC の違いはエキス成分の含有量です．医療用の成分量を基準とし，これと同じ量が入っていれば満了処方，これより少なければ 2/3 処方，1/2 処方となりますので，OTC を服用する際は成分量を確認しましょう．

　そして，OTC では漢方製剤だけでなく生薬製剤（漢方製剤以外の生薬成分を組み合わせて配合された医薬品）もたくさん使われています．発達障害の症状に使用できるものとして，小児五疳（現代の虚弱体質・過敏性体質（滲出性体質，自律神経失調症）に近い症状）の薬として宇津救命丸や樋屋奇応丸が知られています．どちらも牛黄（牛の胆のうや胆管にまれに出来る胆のう結石）と動物生薬が多く含まれていて，不安や緊張が強い，夜眠れない，かんしゃくの時などに使われています．　　　　　　　　　　　　（中山今日子）

2 小児科医の立場から お伝えしたいこと

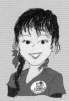

坂﨑弘美

一般小児科医として

　私は開業して20年になります．開業当時に比べて，外来では，発達障害と診断されているお子さんや，グレーゾーンの「ちょっと気になる子どもたち」がとても増えているように思います．実際に，2022年の文部科学省の調査では，通常学級に在籍する小中学生の8.8％が発達障害やそれに類似する症状を持つちょっと気になる子どもたちとして報告されています．少子化にもかかわらず，前回の2012年の調査と比較して2.3％の増加です．これは以前より，発達障害に対する認知が深まったせいなのか，それとも何かしらの環境要因があるのかもしれません．

　また，発達障害が増加傾向にあるにもかかわらず，それを専門に対応できる医療機関はまだとても少ない状況です．紹介しても少なくとも3ヵ月，長いと1年以上待たなくてはいけないのが現状です．今，困っている子ども，保護者が相談できるのは，まずはかかりつけ医だと思います．私は，発達障害の専門ではありませんが，少しずつ勉強して漢方薬をとりいれて，色々アドバイスするようになりました．

　以前は，発達障害の可能性があると指摘されたら，ショックを受けて落ち込んだり，逆に反発される保護者の方もいるので，なかなか指摘できませんでした．しかし，今では，気になったら積極的に「お母さん，子育てする中で何か困ったことはありませんか？」「保育園や幼稚園で，楽しく過ごせていますか？　お友達や先生とうまくいかないこととかありませんか？」など，お聞きするようにしています．すると「気になっていたのですが，どこに相談したらよいかわかりませ

んでした」「指摘されて逆に安心しました」と言われることも多くなりました．環境整備と早期療育が発達障害のお子さんを伸ばす最適の機会です．子どもには，のびしろがあるというのが，大人の発達障害との違いです．よりよい発達のために，小児科医は常に外来でお子さんたちを注意深く観察して，発達の特性を指摘してアドバイスする必要があると思います．一般小児科医でも生活リズムの改善を説明し，療育を受けるための診断書を発行することもできます．診断書には，専門医による確定病名がなくても，言葉の遅れ，コミュニケーションがとりにくい，不安症状，多動傾向がみられるなどの，今ある困ったことを記載することで療育を受けることが認められます．ただ，お父さんが「自分の小さいころにそっくりなので，問題ない」と理解できないこともあります．このように，家族の方向性が統一できない場合もあります．子どもの成長を願う気持ちは同じでも，子育ての考え方が違うと難しいことも多いです．そんな時も，常に小児科医はご家族に寄り添っていくことが大切です．

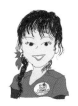

家族とのかかわり

　発達障害の可能性がある，また診断された場合「自分たち
の育て方が悪いのではないか」「これからどうやって育てて
いけばよいか」など，さまざまな葛藤があることも多いです．
発達障害には，ASD，ADHD，LD などがあります．これら
は，生まれつきの脳の特性が原因です．ASD は「言語発達の
遅れ」「コミュニケーション障害」「対人関係，社会性の障害」
「こだわり」などの特徴をもちます．ADHD は「不注意」「多
動，多弁」「衝動的な行動」などを特徴とします．LD は全般
的な知的発達に遅れはないのに，聞く，話す，読む，書く，
計算する，推論するなどの特定の能力を学んだり，行ったり
することに著しい困難を示します．また，発達障害は他の病
気と違って「ここから先が」という線引きがなくグラデーショ
ンになっています．しかし，どうしても「障害」という言葉
がついているため悪いイメージがありますが，それよりも
「個性」や「性格」などに近いものと説明しています．また，
発達障害は，実際には単独でなく，さまざまな特性と共存し
ている場合も多く，その症状も非常に多様です．そして，環
境や対応によって変化します．まずは，お子さんの発達障害
について知ることが大切です．発達障害の種類による特徴は
もちろん，苦手なことや得意なことなどにも目を向け，どの
ように接するかを一緒に考えます．お子さんたちは，自分の
つらさを伝えることがとても難しいため，周りの特に保護者
の方の理解が大切です．そして，接し方や生活の仕方を工夫
することで，お子さんの苦手なところは支援して，得意なと
ころを伸ばし，社会に適応できるようにサポートすることの
大切さを説明しています．

褒める・叱る

　発達障害はさまざまで定型発達と発達障害の境界は，とてもあいまいです．知的障害がほとんどない場合は，外見上はわかりません．発達の特性があって，生活に支障をきたす場合を発達障害として，それぞれのニーズにあわせた支援を行う必要があります．とにかく発達障害のお子さんを，周りが理解することが必要なのです．大人の都合に合わせるのではなく，「どんな子なのか」ということを考えて対応して，そのお子さんにあった学び方の工夫をします．私は，よく褒めることが大切だと思っています．叱ってばかりでは，自己肯定感が下がるからです．でも，なんでもかんでも褒めてよいということではありません．具体的に何がよかったのかを，わかりやすい言葉や表現を使って，褒めてくださいとお話しています．

　発達障害のお子さんたちは，外来でもよく注意されています．「じっとしなさい」「早くしなさい」「この子，何度言っても無理なんです」など色々あります．しょっちゅう叱られていても，どういう行動をとったらよいのか教えてあげなければ，行動は改善しません．また，困った行動にはお子さんなりの理由があることも多いのです．思い通りに育児がうまくいかず，育てづらさを感じているお母さんが多いので，イライラされる気持ちもとてもわかります．就労されているお母さんも多く，お子さんの話をゆっくり聞く時間がないのも事実です．家族だけで対応しきれないことも多く，そんな時は，誰かに頼ることも大切です．かかりつけ医はもちろん，各地域の保健センターや児童相談所への相談をお勧めしています．

乳幼児期の気になる所見

　外来では色々なお子さんを診察します．ASD のお子さんは乳児期から症状が出現することもありますが，ADHD では 3 歳ごろから気づき，また LD に関しては就学しないとわからないケースがほとんどです．乳児期の気になる症状は，目線が合いにくい，ほとんど泣かない，または泣き方が激しい，抱っこしにくい，あやしてもあまり笑わない，夜泣きがひどく睡眠の問題があるなどです．他にも，身体が安定せず，運動発達の遅れなども気になる所見です．お母さんが育てづらさを感じていることも多いです．1 歳すぎると，名前を呼ばれても振り返らない，指差ししない，言葉の遅れ，偏食がひどいなどがあります．また，逆さバイバイ（手の平を自分に向けてバイバイ）やクレーン現象（他人の手を使って要求を示す），つま先歩行も発達障害を疑わせる気になる所見です．3 歳以降になると，会話にならない，落ちつきがない，かんしゃく，指示に従えない，友達に乱暴する，こだわりが強い，一人遊びが多い，呼んでも無視する，不器用である，転びやすいなど，様々な症状が見られます．しかし，3 歳児健診でこのような所見があっても，全員が発達障害ということではなく，就学時にはそのうちの約 30% は定型発達となっているお子さんもいます．小児の場合は，成長発達するので経過をみることが一番大切だと思います．そして，気になる所見があっても，生活の中に困りごとがないようであれば，様子をみてもよいかもしれません．しかし，発達の特性があって，生活の中に困りごとがあれば，早めに療育をお勧めしています．

治りますか？

　発達障害は，生まれつきの特性で体質のようなものです．一生つきあっていくものなので，薬で治すことはできず根本的治療は難しいといわれます．しかし，発達の特性があっても，学び方を工夫したり，周りの協力によって，行動を変えたり，苦手なことを克服するスキルを身につけることができます．逆に発達障害に気づかれずにいると，怒られたり，失敗したりなど，傷つきやストレスを積み重ねることになり，思春期や成人後，うつや不登校，ひきこもりなどの二次障害を合併することもあります．早い時期に，発達の特性に気づき，周囲が支援することによって，そのお子さんの未来は変わります．療育とは，一人ひとりのお子さんの生活上の色々な困りごとを軽減するために行われ，定型発達に近づけるために訓練するのではありません．症状がそれぞれ違うので，同じ診断名でも療育方法は全く異なります．そして療育の目標は，その子らしさを知って，どのようにしたら生活しやすくなるかを考え，周りとの関係がスムーズにいくようにすることです．ストレスの原因となる環境を調整しストレスを軽減できるようにすることも重要です．さらに，生活リズムも本人に会わせて改善していきます．その中でも，食事，排泄，睡眠を整えて，日中にしっかり活動することが大切です．

　他にも，漢方薬を個人の症状や病態に合わせて処方すると，発達障害に伴う様々な症状を軽減する可能性があります．もちろん，症状が激しい場合は，西洋薬が必要な場合もあります．しかし，実際に漢方薬で救われるお子さん，お母さんも多いです．ぜひ本書で漢方薬について，知っていただければと思います．

「食べる」「眠る」「遊ぶ」「だす」

　お子さんにとって大切なのは，「食べる」「眠る」「遊ぶ」「うんちをだす」ということで，これがうまくできていれば元気です．しかし発達障害児は，「食べる」「眠る」「みんなで遊ぶ」「だす」ことがとても苦手です．学童期に無理に指導しても難しいことが多いため，乳幼児期から心がけることが大切だと思います．これは，すべてのお子さんにあてはまり，うまくいくためには家族全員の協力がかかせません．

　「食べる」については，栄養のバランスが大切です．発達障害児は，偏食があったり，食に興味がない場合も多く，栄養が偏りやすい状態にあります．子どもの採血は大変ですが，血液検査で，貧血がないかヘモグロビンやフェリチンをチェックします．ヘモグロビンが低いと貧血と診断できるのですが，フェリチンだけが低いケースがあります．フェリチンは貯蔵鉄と言われており，神経伝達物質としてなくてはならないセロトニン，ドーパミン，ノルアドレナリン産生時に必要になるため，不足すると疲れやすくなり，精神症状も悪化します．フェリチンだけが低い場合でも，鉄剤を処方し，さらに無理のない程度で食生活の改善もすすめます．「眠る」については，家族みんなで早寝早起きを心がけます．「遊ぶ」については，一人でゲームするのではなく，皆で一緒に楽しむことが大切です．「だす」については，毎日排便しているのか，どんなうんちか確認が必要です．ご家庭の事情で難しかったり，非協力的な場合もあるのですが，少しずつ寄り添いながら指導するようにしています．

漢方薬を飲めますか？

「子どもが苦い漢方薬を飲めるの？」とよく聞かれます．定型発達のお子さんでも，丁寧な服薬指導をしても飲めないことがあります．味に敏感な発達障害のお子さんたちが，果たして漢方薬を飲んでくれるのか疑問でした．しかし，お母さんの「漢方薬を飲んで，少しでもよくなってほしい」という強い気持ちがあるせいか，実は飲めるお子さんもいるのです．そして，一度飲んで気に入ったら，お子さんたちは実に真面目に飲んでくれます．漢方薬を飲むということがルーティーンとなるのです．5歳のASD児は，朝夕食に自分でふりかけをかけてご飯を食べることが楽しみで，そこに抑肝散加陳皮半夏❽もふりかけて食べています．それが日課になったおかげで，幼稚園でキレることが少なくなり集団行動もしやすくなったそうです．「いつも運動会は苦手なのですが，今年は楽しみにしています」と喜ばれました．

また，年長児には錠剤という方法があります．実にたくさんの錠剤があり，これを知っておくと役に立つことも多いです．ただ，錠剤の大きさが少し大きいのと，1回に飲む量が多いのが少し難点です．本書にでてくるものでは，葛根湯加川芎辛夷錠，安中散錠，大柴胡湯錠，柴胡桂枝湯錠，柴胡加竜骨牡蛎湯錠，半夏厚朴湯錠，五苓散錠，当帰芍薬散錠，加味逍遙散錠，桂枝茯苓丸錠，苓桂朮甘湯錠，補中益気湯錠，桂枝加芍薬湯錠，桃核承気湯錠，四物湯錠，四君子湯錠，加味帰脾湯錠があります．また，粉薬しかないものでも，生薬構成が類似の錠剤の漢方薬で代用することができます．小建中湯❾の代わりに桂枝加芍薬湯錠，抑肝散❺の代わりに柴胡加竜骨牡蛎湯錠などです．

お母さん，そしてお父さんへ

　お母さんにとって，お子さんはかけがえのない宝物です．いつもとても頑張って子育てをされています．家事や育児に休みはなく就業されている方も多いです．しかし，周りから褒められたり認められたりする機会はあまりありません．そんな中，「もしかして，この子は発達障害かもしれない」と疑いをもったとき，とても複雑な気持ちになるでしょう．「まさか自分の子に限って…」と受け入れられない，「これから先，この子はどうなってしまうのか」と不安でたまらないと思います．1人で悩みを抱え込んでしまう場合もあるかもしれません．すぐに，ネットで検索してしまいがちですが，調べては落ち込むことの繰り返しになってしまいます．まずは，信頼できる周りの人に相談してください．かかりつけの小児科医，地域の支援センターでもよいと思います．周りの人と一緒に良い方法を考えていきましょう．そして，可愛いお子さんとぜひ正面から向き合ってください．お子さんの目を見てお話したり，一緒に遊んで，どこか良いところを褒めてあげてください．それでも，なかなかうまくいかず，ストレスを感じてしまうことも多いです．ついつい周りのお子さんと比べてしまうこともあると思います．「この子を少しでもよくしたい」という気持ちが強く必死になって，それで疲れてしまう場合もあります．そんな時，いつも私は「ちゃんと食べて，たくさん寝てね．ママが元気で笑っているのがお子さんにとって一番」とお話しています．お母さんにも癒しが必要なのです．少しだけでもよいので自分のため時間を見つけて，ご自分を労ってください．お子さんの将来がどうなって

しまうのか心配だと思います．しかし就学先にはたくさんの選択肢があります．また，はるか未来の仕事先も心配かもしれませんが，ちゃんと就職している方もたくさんいます．万が一，就職できなくても色々なサポートを利用できます．成長して就業するまでに，お子さんの得意なことや好きなことが何かを皆で見つけてあげましょう．

　お父さんにとっても，お子さんはとても大切です．しかし，「発達障害かもしれない」ということを，お母さんよりもお父さんが受け入れられないことが多いです．実は，お父さんも戸惑っていて，どうしてよいかわからないのです．ぜひご夫婦でたくさん話し合ってください．お子さんを愛する気持ちは一緒なのです．夫婦で協力することで，子どもにとっても安心できる居場所を提供することができます．その結果，お子さんは元気に成長していきます．ご夫婦で力を合わせ，愛するお子さんの成長を支えていきましょう．迷ったり，つまづいてしまったら，相談してください．私たち小児科医はいつも皆さまの味方でありたいと思っています．

コラム　メディアとのかかわり

　10ヵ月健診で，目線が合いにくいということを相談されました．おもちゃはじっと見るのですが，私とは目を合わせません．お母さんに「テレビとかスマホをよく見ますか？」とお聞きすると，「よく見ます」とのことでした．できるだけ，それらを見ないようにして，周りがよく話しかけるように指導したところ，1ヵ月後，視線が合うようになりました．電子メディアはとても便利で，見ている間は，お子さんは大人しくしてくれるので，子育てがとても楽です．忙しい時に少しだけというのは，仕方がないかもしれませんが，長時間になると，お子さんの様々な発達に影響がでてきます．心理発達面では，コミュニケーションの障害や言葉の遅れ，身体面では，視力低下や，運動不足の問題などがでてきます．アメリカ小児科学会では，電子メディアを「電子ベビーシッター」「電子おしゃぶり」とよび，スマホ画面を簡単に見せることに問題があると注意喚起しています．

　また，発達障害，特にADHD児は，ネット，スマホ，ゲーム依存になりやすいと言われています．ゲームには，やめるタイミングがほとんどありません．作り手側が，いつまでも楽しく遊べるように作っているので，途中でやめることはとても難しいのです．スマホやゲームについては，やらせないというのではなく，家族の中でのルール作りが大切です．しかもそのルールは大人が作ったものではなく，なぜルールが必要なのか，どんなルールがいいか，子どもと一緒に考えることが重要なのです．　　　　　　　　　　（坂﨑弘美）

コラム 乳幼児健診

　お子さんたちは，生後２ヵ月からワクチン接種のために毎月のように小児科に受診されます．１人目の時は，相談事がたくさんあるため，どんな質問にも，丁寧にお答えするようにしています．また保健所の集団健診では，３ヵ月，１歳半，３歳児健診がありますが，３歳から就学時までは，定期的な健診がありません．３歳児健診で，まったく問題がなくても，就学時に困るケースがよくあります．また，３歳の時にグレーでも就学時にはまったく問題のないケースもあります．３歳だと早い，就学後では遅いということになるので，５歳時健診が始まりました．５歳児の評価方法の簡単な例として，運動機能では，片足立ちと母指と示指のタッピングができるか，理解評価では，じゃんけんとしりとりができるかどうかがあります．じゃんけんの勝ち負けがわからない場合，発達の遅れを疑います．

　他にも，目を閉じてじっとできるかどうかも大切です．「今から目を閉じて，先生がいいというまでじっとできるかな．手はお膝，はい始めるよ」と言って，定型発達児は，たいていは２０秒じっとできます．途中で，「まだ〜」といったり，目をあけてしまうのは多動の所見となり，そわそわしたり，貧乏ゆすりをしてしまうのは不安がある所見になります．これらは，５歳児健診でなくても通常の外来でも簡単にできます．気になる場合は，支援につなげることもできますし，基本的な生活習慣（睡眠，食事，メディア使用）についても指導することができます．

（坂﨑弘美）

コラム 発達障害と特別な才能

　最近，天才には発達障害が多いというようなことが書かれた本をよく目にします．しかし，天才研究を長年続けてきた病跡学者の立場からすると，「天才には発達障害が多い」というのは正しくないだろうなと思います．ひとまず，天才を特別な才能でもって創造的活動を行う人と定義しましょう．そうすると，発達特性には良い面と悪い面があるとして次のような問いを立てることができます．すなわち，（1）特別な才能とは発達特性の良い面のことである，（2）発達特性の良い面によって特別な才能が発揮される，（3）特別な才能が発揮される時に発達特性の悪い面が目立つ，というものです．（1）は（そういう事例がないこともないけど）全員がそうかというとそんなことはありません．問題となるのは（2）と（3）ですが，もし（2）が正解だとすると，発達障害が増えれば，生まれながらの天才も増えているということになります．でも，そんなことはありませんよね．むしろ最近では，努力型の天才が多いように思いませんか．日米で活躍したイチロー選手もすばらしい努力家でしたね．したがって，正解は（3）でしょう．天才に限らず，誰でも創造性を発揮する際には，人を遠ざけて自分の世界に引きこもり（＝自閉的・コミュ障的），めちゃくちゃ集中して（＝過集中），目の前の作業をどんどんこなしていきます（＝多動）．日常生活も一時的に破綻するでしょう．こうした誰にでもあることがちょっと発達障害っぽく見えるだけなのかもしれません．

（田中伸一郎）

コラム 生活リズムと食事

　生活の乱れは万病のもとだと言われます．現代人にとって規則正しい生活を送ることが健康の保持，増進のためには必須となっています．なかでも，生活リズムと直結しているのは睡眠です．原則は睡眠時間（睡眠の量）を増やし，それができないなら睡眠の質を改善させるのがよいのですが，そのためにはまず，寝具を含めた睡眠環境を整えましょう．それから，日中は光を浴びて軽く運動し，午後のカフェイン摂取を控えつつ，部屋を暗く静かにして眠りをうながしましょう．睡眠覚醒のリズムを整えるためのコツは，家族などの協力のもと，いつも決められた時間に頑張って起きるようにすることです．

　さて，正しい食事についてはいくつかの定説が知られています．まず，朝食を抜いていいのか悪いのかについてですが，午前中の脳の働きを考えるときちんと朝食を摂るのが正解です．次に，満腹で寝てしまうのは間違いで，腹八分目まで食べて食後はちょっと休憩するのが正解です（ゆったり散歩程度の運動なら可）．それから三大栄養素のバランスが取れた食事をすることが大切です．現代人は特にタンパク質（と鉄）の不足を補う必要があるでしょう．加えて，日本人は，胃腸の働きの弱い人が多くて，ピロリ菌の保菌者がいて，小麦アレルギー・乳糖不耐症などの食物アレルギーの人も少なくないのが特徴です．そのため，食事内容にはより一層気を配らなければならないでしょう．もっと和食を食べるようにしたいですね．

（田中伸一郎）

3

かかりつけ医の
フローチャート

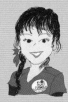

坂﨑弘美

乳幼児期に発達障害を疑ったら

不安が強そう

疳が強そう

食が細い

まずは基本の3剤！

　乳幼児期は，発達障害と診断できない「ちょっと気になる子ども」という，グレーゾーンのお子さんも多いです．さらに，お母さんも何らかの育てづらさを感じています．その場合は，お母さんやお子さんの困りごとに対して，漢方薬を処方します．さらに早期療育を勧めることで，お子さんの予後を改善する可能性があると考えます．

甘麦大棗湯（かんばくたいそうとう） (72)

甘くて飲みやすく，子どもの精神症状のファーストチョイスともいえます．

抑肝散（よくかんさん） (54)

多動傾向が強い時に．ギャーギャー，眉間の青筋をたてて泣くタイプに．

小建中湯（しょうけんちゅうとう） (99)

緊張しやすく，虚弱傾向を認める時に．腹痛にも有効です．

東洋医学的思考を取り入れよう

東洋医学には心身一如（しんしんいちにょ）という言葉があります．心と身体を1つと考え同時に治療するという考えです．体調が悪いと，メンタルにも影響がでてきますし，メンタルに負担がかかると，体調不良になります．漢方薬は1つの処方で心にも身体にも有効なものが多いです．身体の症状に対して漢方薬を処方すると，心にも効果を発揮してくれることがあります．

不安が強い・1

泣き虫

のどのつまり

恐怖感

不安の原因に状況把握の苦手があります

　発達障害のお子さんは，周囲の状況を把握することがとても苦手です．また，見通しが立たないことや，予想と違うことに対する不安がとても強いです．そういったことが起こりそうな場合は，事前にしっかりとわかりやすく説明します．安心して活動できる日常生活がとても大切になります．

48　　　　　　　　　　　　　　　　　88002-905 JCOPY

甘麦大棗湯 ❼²
甘草，小麦，大棗とすべて食品から構成されています．
生薬構成数が少ないため即効性があります．

半夏厚朴湯 ⓰
のどがつまることをヒステリー球や梅核気などといわれます．胸がつかえる，息が吸いにくいというような症状にも有効です．

柴胡加竜骨牡蛎湯 ⓬
抗不安作用のある竜骨と牡蛎を加えた処方です．
華奢なタイプには桂枝加竜骨牡蛎湯㉖を処方します．

類似症状の視点でアプローチ

甘麦大棗湯❼²は1800年前の金匱要略に，「女性がヒステリー発作をおこして泣き叫び，それがキツネや悪霊にとりつかれたような様子で，夜眠れず何度もあくびをする場合は甘麦大棗湯が有効」と記載されています．甘くて飲みやすいため，子どもの様々な精神症状にまず試してみる価値がある漢方薬といえます．

不安が強い・2

立ち眩み・動悸

心配で不安で
たまらない

フクロウ型と思春期女子に

　不安症状に対して，年長児は，前ページのフローチャートに加えて，上記２剤も候補となります．苓桂朮甘湯❸は，朝が弱く，夜になると元気になるフクロウ型といわれるタイプに有効です．パニックの場合は，甘麦大棗湯❼と合わせると効果的です（苓桂甘棗湯）．また，思春期女子で，冷えもあるときは，四物湯❼と合わせて処方します（連珠飲）．

苓桂朮甘湯 ㊴

身体の水のめぐりを改善するだけでなく，精神安定作用もあります．

加味帰脾湯 ⓴

元気になる生薬（人参と黄耆）を含むので，心配しすぎて思い悩み，体力が弱っている場合に処方します．

加味帰脾湯のオキシトシン効果

加味帰脾湯⓴には，オキシトシンの分泌を促す効果があるとされています．オキシトシンは愛情ホルモンとも言われ，不安やストレスを軽減する作用があります．最近では，ASDの社会性やコミュニケーション障害などの症状にオキシトシンが有効ではないかといわれており，これを活用したASDの薬の開発が進んでいます．

緊張が強い

腹痛をよく訴える

頭痛や腹痛など
色々な訴える

上記で無効

///// 緊張をゆるめる工夫も大事 /////////////////

　発達障害のお子さんは，無理に周囲に合わせるために我慢
したり，感覚過敏によるストレスがあります．また，周りと
のコミュニケーションをとるのも苦手です．そのため，過緊
張になりやすく疲れやすいと言われています．周囲が普段か
らリラックスできるような環境づくりをすることも大切です．

小建中湯 ❾❾

小児の聖薬といわれています．膠飴が含まれているので，甘くて飲みやすいです．

柴胡桂枝湯 ❿

小柴胡湯❾＋桂枝湯㊺です．柴胡と芍薬の組み合わせは抗ストレス作用，自律神経調節作用があるといわれています．

四逆散 ㉟

手掌発汗があり，手足が冷たいのも使用目標になります．上記の2剤に比べて味が苦いのが難点です．

年齢別に使い分けるなら

　上記の3つには，どれも芍薬と甘草を含むため，交感神経の緊張を軽減し，副交感神経の働きを活発化する作用があります．また，腹痛などの痛みを軽減する作用もあります．年齢的には，幼少期に小建中湯❾❾，学童期に柴胡桂枝湯❿，思春期に四逆散㉟を処方することが多いです．

感覚過敏

不安が強い

イライラが強い

恐怖感もある

ASD の感覚過敏

　感覚過敏は ASD の特性の1つとされていますが，それに対しては，症状を緩和する対処法も大切です．例えば，聴覚過敏にはノイズキャンセリングイヤホン，視覚過敏にはサングラス，嗅覚過敏にはマスク，触覚過敏には，本人が着やすい衣服，味覚過敏には，何が苦手なのか把握するなどです．また，ストレスや疲れから悪化することもあるので環境調整も大切です．

➡️ **甘麦大棗湯 72**

泣き虫であくびをよくするタイプに．

➡️ **抑肝散 54**

神経質でキレやすいタイプに．

➡️ **桂枝加竜骨牡蛎湯 26**

神経過敏のために疲れている時に．がっちりタイプには，柴胡加竜骨牡蛎湯 12 です．

感覚過敏と漢方薬

感覚過敏があると，落ちつかず，精神興奮が出現し，不安感も強くなります．まさに，甘麦大棗湯 72 の使用目標である「比較的体力の低下した人で，精神興奮がはなはだしく不安，不眠，ひきつけなどのある場合」に該当すると考えられます．頓服で甘麦大棗湯 72 を内服しても有効であることが多いです．

眠れない・1

多動で興奮しやすい

不安で泣き虫

上記で無効

不眠にはまず睡眠衛生指導から

　睡眠トラブルの場合は,睡眠衛生指導も大切です.なかな
か難しいですが,来院のたびに,「朝日を浴びる」「朝食を食
べる」「寝る前のデジタルデトックス」などをおすすめしてい
ます.発達障害の睡眠障害には6〜15歳はメラトベル®(メ
ラトニン)が保険適用で処方することができます.その際,
漢方薬を併用することもできます.

抑肝散 ❺④

症状が慢性化して，胃腸が弱くなっている時は抑肝散加陳皮半夏❽❸を処方します．

甘麦大棗湯 ❼②

涙が勝手にあふれてくる時にも有効です．

柴胡加竜骨牡蛎湯 ⓬

錠剤もあります．虚弱体質の場合は桂枝加竜骨牡蛎湯❷❻を処方します．

夜泣き，夜驚症にも漢方薬で

　悪夢に対して，柴胡加竜骨牡蛎湯⓬などの竜骨と牡蛎を含む処方が有効とされていますが，それらを含まない抑肝散❺④や甘麦大棗湯❼②も悪夢に有効です．ちなみに，竜骨は大型哺乳動物の骨，牡蛎はカキの貝殻です．ひどい夜泣きが発達障害の最初の症状であることもあり，上記の3つは乳幼児の夜泣きや夜驚症にも処方できます．

眠れない・2

心配でたまらない

疲れ切って眠れない

発達障害と睡眠トラブルの関係

　発達障害を抱えるお子さんは，睡眠に何らかの問題があることが多いと言われています．また，ASD では 50〜80%，ADHD では 25〜50%に睡眠障害が合併するとの報告があります．その原因として，不安感や不注意，多動性など発達障害の特性に関連しているのではないかと考えられています．

加味帰脾湯 (137)

人参と黄耆を含むため身体を元気にしてくれます．抑うつ感が強い場合に処方します．

酸棗仁湯 (103)

寝る前に 1 包で無効の時は 2 包の飲むと効果が出ることもあります．比較的飲みやすい味です．

様々な漢方薬をお試し下さい

学童から思春期にかけての睡眠障害には，抑肝散(54)，甘麦大棗湯(72)，柴胡加竜骨牡蛎湯⑫以外にも，上記の 2 剤を考慮します．加味帰脾湯(137)と酸棗仁湯(103)には酸棗仁という生薬が含まれています．どちらも昼間の過眠にも有効といわれていますので，寝る前だけでなく，朝や昼にも内服できます．

かんしゃく

どんな
かんしゃくにも

偏食・食が細い

上記で効かない

////// 子どものかんしゃくの特徴は //////////////////

　発達障害でなくても，お子さんはかんしゃくを起こします．定型発達のお子さんのかんしゃくは，2〜3歳頃がピークで5〜6歳頃にはたいてい落ちつきます．また，主に両親にわがままを言ってそれが伝わらない時に，自宅でかんしゃくを起こすことが多いです．たいていは，呼びかけなどで短時間のうちに収まります．

抑肝散 ㊴
東洋医学の「肝」は，感情のコントロール，精神安定を司るところです．「肝が高ぶって興奮や怒りがあるのを抑える」という意味で，この名前がついています．

抑肝散加陳皮半夏 ㊱
抑肝散㊴に陳皮と半夏が加わった処方です．陳皮と半夏は胃腸機能を改善する効果があります．

甘麦大棗湯 ㊲
不安が原因でかんしゃくを起こす時に．

かんしゃくは落ちつくまで待つ

　かんしゃくを起こした時は，物を投げたり，壁に頭を打ちつけたりするので，まず安全を確保して，落ちつくまで待ちます．かんしゃくを起こしている時に，怒ったり，お子さんの欲求をかなえる対応をすると逆効果になることもあります．そして，落ちついたあと，その時に「よく落ちつけたね」と褒めてあげましょう．

パニック障害

ファーストチョイス

のどがつまる

上記で無効

昔の知恵をパニック障害に役立てる

　パニックになってからでは内服することが難しいので，普段から予防的に，または少しでも怪しいと思ったら早めに服用することが大切です．昔の人は，パニック障害のことを奔豚気（ほんとんき）と呼んでいたようです．この治療薬が苓桂甘棗湯（りょうけいかんそうとう）といって茯苓（ぶくりょう），桂皮（けいひ），甘草（かんぞう），大棗（たいそう）が含まれます．エキス剤にないので，甘麦大棗湯（かんばくたいそうとう）⓻⓶＋苓桂朮甘湯（りょうけいじゅつかんとう）㊴で代用します．

甘麦大棗湯（かんばくたいそうとう） 72
苓桂朮甘湯㊴と一緒に内服すると，より効果的です．

半夏厚朴湯（はんげこうぼくとう） 16
のどだけでなく，胸がつまる，耳がつまる，お腹が張る時にも有効です．

柴胡加竜骨牡蛎湯（さいこかりゅうこつぼれいとう） 12
不安と動悸が強い時に．

パニックへの対応法を教える

　ルーチン通りでない，やりたいことができないなど些細なことでパニックになり，かんしゃく，自傷行為，他人や物への攻撃，かたまるなどの症状がみられます．周りが何を言っても伝わらないので，静かな場所に連れて行ってクールダウンさせて見守ります．パニックをゼロにするのは難しいですが，本人が混乱した際にどうすればよいか教えることも大切です．

フラッシュバック

> **ファーストチョイス**

> **虚弱体質**

経験知の極意

　小建中湯❾は桂枝加芍薬湯❻に膠飴を加えたもの，十全大補湯❽は四物湯❼に四君子湯❼と桂皮，黄耆を加えたものです．また，皮膚が弱いタイプには，小建中湯❾の代わりに黄耆を加えた黄耆建中湯❾を処方することもあります．神田橋処方は，多くの精神科の先生たちの経験により有効と認められています．ぜひ神田橋先生のコラム(p66)をご覧ください．

桂枝加芍薬湯 (60) ＋ 四物湯 (71)

精神科医の神田橋條治先生が考えた，神田橋処方として有名です．どちらも錠剤があります．

小建中湯 (99) ＋ 十全大補湯 ㊽

胃腸が弱いタイプ，顔色が悪い貧血タイプにはこちらがおすすめです．

ASD の人の中には…

ASD の人の中には，「カメラアイ」と呼ばれる見た情報をそのまま記憶できる能力を持つ場合があります．そのため，嫌な思い出も鮮明に記憶してしまうため，フラッシュバックが起きたときの記憶が鮮明です．恐怖や不安感を思い出してしまうと，心身共にダメージを与えてしまい大きなストレスとなります．

コラム 思い出すままに

　「歩いているとよろめくンです」と訴える人がいる
と，医師は「歩いてみて」と促します．患者を「体験
者」と「観察者」と「記述者」に分けて，医師はでき
るだけ「観察者」の位置にいて，「疑似体験」をしたい
からです．「変な声が囁く」などの訴えを「観察」でき
ないから，「幻聴」と判断し，投薬するなどは「隔靴掻
痒」の極みだと思い，ボクは，若いころから，「体験
者」の「時間・空間」の近くで，情報収集しようとし
てきました．フラッシュバックという症状について，
その聴き方で近づいてみると，「てんかん発作」にそっ
くりの味わいです．と言って，脳波異常もないのに「抗
てんかん薬」を投与するのは，乱暴な「人体実験」だ
と思い，すでに親しんでいた「相見処方」を使ってみ
ようと思いました．しかし，必須の技術として常用し
ている「Ｏ リングテスト」で「OK」がでません．その
ことを，漢方の師匠，小川幸男先生にお話すると「け
いれんには芍薬だよ」と仰いました．なるほど，「桂枝
加芍薬湯❻」は，エキス剤のなかで芍薬が最高量です．
そこで，相見処方のうち，「Ｏ リングテスト」で「OK」
であった「桂枝加芍薬湯❻」を残し，いま１つの相棒
をあれこれ「Ｏ リングテスト」で探し回り「四物湯❼
」を見つけました．「四物湯❼」の構成生薬がどれも
「組織の陳旧化」をほぐす作用を備えていることも，フ
ラッシュバックの持つ「固着」の味と合います．そう
した経過でＡ「桂枝加芍薬湯❻」群＋Ｂ「四物湯❼」群
のペアからなる「神田橋処方」が完成しました．
　漢方では体質によって処方を選びますから，実際の

桂枝加芍薬湯⑥⓪グループ	&	四物湯⑦①グループ
小建中湯⑨⑨ 桂枝加竜骨牡蛎湯㉖ 黄耆建中湯⑨⑧ 桂枝加芍薬大黄湯⑬④		十全大補湯㊽ 大防風湯⑨⑦ 人参栄養湯⑩⑧

「けいれん」と「固着」をヒントに生まれた神田橋処方

治療場面では，A「桂枝加芍薬湯⑥⓪」を内包するグループ：「小建中湯⑨⑨」「桂枝加竜骨牡蛎湯㉖」「黄耆建中湯⑨⑧」「桂枝加芍薬大黄湯⑬④」から１つ，B「四物湯⑦①」を内包するグループ：「十全大補湯㊽」「大防風湯⑨⑦」「人参栄養湯⑩⑧」から１つ，のエキス剤のペアを作ります．それぞれの包数も「Ｏリングテスト」で決めます．

　以上の手順でほぼ 90 パーセントの病者に効果があります．インターネットで，「神田橋処方は効かない」という書き込みを見ると，「体験者」の傍らにも，「病」の現場にもいない，「カタログ診療」「マニュアル投薬」が増えているのかもしれない，それは医療者の「実存的うつ状態」をもたらすのではないかと，米寿の老人は要らぬ心配をしています．

（神田橋條治）

コラム 発達障害に有効な新しい漢方薬を作ろう！（神田橋処方に続け！）

　漢方薬は生薬の足し算ですから，無限の品揃えが可能ですが現在保険適用漢方製剤として使用されているものは148種類のみです．将来的に新しい保険適用漢方エキス製剤が増える可能性はほぼありません．つまり，保険適用漢方エキス製剤の登場で自由自在であるはずの漢方薬が固定化されたのです．そして新しい保険適用漢方エキス製剤の承認には臨床試験が求められるようになりました．保険適用漢方エキス製剤の登場は漢方薬の進歩の終焉の始まりです．そんな終焉の始まりを越えるには保険病名に囚われない自費診療で新しい漢方薬を開発することです．発達障害に有効な漢方薬は本書にもいろいろありますが，新しい漢方薬の可能性も提示されています．それは神田橋処方とよばれてる桂枝加芍薬湯❻❶＋四物湯❼❶のセットで，PTSDなどのフラッシュバックに有効と言われます．

　僕は生薬フアイアを基本生薬として漢方薬を作っています．フアイア（Huaier）は肝臓がん手術後の患者さんを対象に1,000例規模のランダム化された大規模臨床試験を生存率で勝ち抜いた生薬です．基本的に免疫力をアップさせますが，多成分系の生薬らしく，免疫が亢進しているIgA腎症や乾癬にも臨床試験で勝っています．つまり免疫を中庸にします．発達障害の原因は不明ですが，免疫を中庸にする生薬フアイアに漢方薬を加えて加療を行っています．1年ぐらいフアイア＋漢方薬を使用すると，発達障害のいろいろな症状が緩和されることがあります．漢方の進歩のために神田橋処方に続く処方をみなで考案していきましょう．（新見正則）

コラム 性暴力被害も身近な薬局で相談

性暴力被害は，発達障害を持つ方々にとって深刻な問題です．彼らは被害者となるリスクが高く，時には無自覚に加害者となることもあります．発達障害を持つ人々は，社会的スキルやコミュニケーション能力に課題を抱えていることが多く，そのため意図しない形でトラブルに巻き込まれたり，誤解を招いたりすることがあります．性暴力が発生した際，それを性暴力と理解できないかもしれませんし，数少ない信頼を寄せている大人が加害者になっている場合もあり，被害者やその周囲の人々は混乱し，警察に相談することに対する抵抗感や不安があったり，相談先がわからなかったりというのが現実なのではと思います．性暴力の被害者に薬剤師は適切な情報提供や支援を行い，被害者が安心して相談できる環境を整える役割を果たすことが期待されます．特に発達障害を持つ方々に対しては，わかりやすい言葉で説明し，サポート体制を整えることも求められます．身近な薬局が相談窓口として機能することで，被害を受ける前や，無自覚に加害者になる前に相談先となり得ます．薬局は地域に根ざした存在として，日常的に多くの人々が訪れる場所です．薬剤師が健康相談や服薬指導を通じて地域住民との信頼関係を築くことができれば，安心して性の問題などを打ち明ける場所となる可能性があります．薬剤師が地域の相談窓口として機能することで，被害者が早期に適切な支援を受けられる体制を整えることができれば，発達障害の方々の生きづらさの一つが解消されるかもしれません．

（中山今日子）

チック

神経質でイライラ

緊張が強い

上記で無効

チックとは

　チックは，子どもの約10〜20%にみられ，大人になる過程で自然と改善されます．しかし，症状が重くなり，トゥレット症候群を引き起こす場合もあります．特に発達障害のお子さんは，チックを合併しやすいといわれます．西洋薬のドーパミンを抑える薬が有効であることから，ドーパミン神経系の関与が考えられています．

抑肝散 ㊵

チックのファーストチョイスです．どこかに怒りがある場合に有効です．

柴胡桂枝湯 ⑩

肩に力が入っているタイプに．腹痛をよく訴える虚弱なタイプには小建中湯㉟を処方します．

柴胡加竜骨牡蛎湯 ⑫

イライラも不安も両方ある時に．

チックを悪化させる生活習慣

睡眠不足などの生活リズムの乱れや，長時間のメディア視聴，ゲームのやりすぎは，チックを悪化させるので，控えるように指導します．チックは本人が困っていなかったら，治療の必要はありません．その場合は，家族や周囲の理解も必要で，チックを指摘したり，無理にやめさせようとしないことも大切です．

抑うつ傾向

不安でたまらない

のどがつかえる

やる気が出ない

発達障害の二次障害

　発達障害の人がストレスやトラブルで，疲れてうつ状態になってしまうことがあり，発達障害の二次障害といわれます．発達障害の特性を周囲が理解して援助することでストレスが少しでも減らせるようにすることが大切です．また，大人でうつ病などの精神疾患を疑い，精神科を受診して検査を受けた結果「実は発達障害だった」と気づくことも多いそうです．

加味帰脾湯 (137)

心配しすぎて疲れ切っているが，イライラやのぼせもある時に．

半夏厚朴湯 ⑯

いまいちのときは，柴朴湯(96)（小柴胡湯⑨＋半夏厚朴湯⑯）や香蘇散(70)が有効なことがあります．

補中益気湯 ㊶

疲れて，身体が動かない時に．

二次障害を予防する

二次障害は，思春期や大人になってから発症するケースがほとんどです．予防のためには，できるだけ発達障害に早期に気づき，療育や環境整備などで，周りがしっかり支援することが重要です．周囲が理解して，本人のストレスをできるだけ減らすことは，二次障害のリスクを下げることにつながります．

多動・イライラ

ファーストチョイス

不安もある

体格がよく
便秘もある

親子のイライラに漢方薬で対応

　抑肝散❺は，明の時代の『保嬰撮要』という書物に子ども
の夜泣き，疳の虫に有効と記されています．また，お子さんが
イライラすると，お母さんもイライラしてしまいます．そんな
時は，お母さんも一緒に内服すると良いという母児同服とい
う概念があります．ただ，抑肝散❺だけでなく，他の漢方薬，
また母子が違った漢方薬を飲む場合もたくさんあります．

抑肝散 (54)

食が細いなど胃腸が弱い場合には抑肝散加陳皮半夏(83)を処方します．

柴胡加竜骨牡蛎湯 ⑫

メーカーにより下剤効果をもつ大黄が含まれることもあるため注意が必要です．

大柴胡湯 ⑧

腹診でお腹が張っていて，押すと跳ね返されるようなタイプに．便秘がない場合は，大柴胡湯去大黄（コタロー）という処方もあります．

柴胡は感染症とメンタルに効果

上記の３つのフローチャートの漢方薬にはすべて柴胡という生薬が含まれています．柴胡は抗炎症作用もあり，また抗ストレス作用，鎮静作用もあります．感染症にもメンタルにも有効な不思議な生薬です．本書に登場するものでは，他にも柴胡桂枝湯⑩，加味逍遙散㉔，四逆散㉟，補中益気湯㊶，加味帰脾湯(137)に柴胡が含まれています．

頭痛

気圧変化による

筋緊張性頭痛

ストレス関連

西洋医学でうまくいかない頭痛にも

　発達障害児では，学校への不適応などから，頭痛を訴えることがあります．西洋医学的に異常がなく鎮痛薬で軽減しない場合，漢方薬が有効であることも多いです．思春期女子の場合は，月経関連頭痛の場合もあります．頭痛のために，学校に行けない，朝起きられないなどの症状も併発しやすくなるため，頭痛に対して，理解して治療することが大切です．

五苓散 ⑰
「頭痛ーる」という気圧変化をいち早く知るアプリがあります．気圧低下前に予防的に飲むと効果的です．

柴胡桂枝湯 ⑩
新しい環境へ過剰反応した結果，頭痛や腹痛など身体の症状がでる時に．

抑肝散 ㊴
どこかに怒りがあり，興奮してイライラしている時に．

生活習慣も見直そう

　頭痛がある場合には，睡眠時間が十分かどうか確認します．鎮痛薬や漢方薬を内服しても，就寝時間が遅いと頭痛はなかなか治りません．スマホやタブレットの過剰使用，姿勢の悪さも頭痛の原因になります．発達障害のお子さんは，どれも難しいかもしれませんが，少しずつ改善するように説明します．

腹痛

ファーストチョイス

頭痛など他の症状もある

ストレスがかなり強い

信頼できるかかりつけ医でスムーズな診察に

　腹痛が主訴の場合，必ず西洋医学的な疾患を除外する必要があります．しかし，発達障害のお子さんたちは，なかなか臥位での腹部診察をさせてくれません．普段から，かかりつけ医として信頼関係を築くことも大切です．また，診察手順について，前もって説明しておくと，スムーズに診察できることもあります．

小建中湯 (99)

桂枝加芍薬湯(60)＋膠飴です．膠飴はオリゴ糖であり，腸内環境を整えてくれます．

柴胡桂枝湯 ⑩

腹痛のほかに風邪の亜急性期や反復性感染症の予防にも処方することがあります．心のトラブルにも感染症にも有効な処方です．

四逆散 ㉟

かなり緊張が強い時に．緊張で手が震えるタイプに．手足が冷たいこともあります．

芍薬・甘草を含む漢方薬

小建中湯(99)は，胃腸機能が弱いために自律神経症状が出る方に，柴胡桂枝湯⑩と四逆散㉟は自律神経の緊張状態が強いため胃腸症状が出る方に，というイメージです．また，上記3剤はすべて，芍薬と甘草を含みます．芍薬甘草湯(68)を腹痛時に頓服として内服することも可能です．芍薬甘草湯(68)は，こむら返りの特効薬ですが，筋肉全般の痛みに有効です．

便秘

虚弱体質

とにかくすっきり
させたい

思春期女子の便秘

///// 発達障害と便秘 /////

　発達障害に便秘を合併していることはよくみられます．便
秘を我慢していると，腸管に便塊が貯留し便秘の悪循環が起
こるため，まず便をしっかり出すことが大切です．しかし，
たいていは暴れて浣腸を嫌がります．その場合，2歳以上で
あれば，モビコールが大変有用ですが，漢方薬を併用すると
さらに効果的です．

小建中湯 ㊾
便秘を軽快させるだけでなく，交感神経過緊張を軽減する作用もあります．

調胃承気湯 ㉞
大黄，芒硝，甘草の3つの生薬から構成されており，即効性があります．

桃核承気湯 ㉛
月経トラブルにも効果的です．思春期男子には大柴胡湯❽を処方します．

便の状態を確認して早めの対処

　毎日便が出ているといっても，少量であったり，コロコロ便であったりすることもあります．実際に便の写真を見せてもらって，便秘がないか確認することも大切です．便秘が進行すると遺糞症になる可能性もあります．他にも，自律神経，睡眠，ひいてはメンタルに影響することもあるため早めに対処することが重要です．

食欲不振

虚弱タイプで腹痛

胃もたれ・冷え

胃痛

食へのこだわりへの対応

　発達障害のお子さんは，食にこだわりがあったり，感覚過敏によって偏食になることがあります．無理に食べさせると食事が苦痛でストレスになり逆効果です．そのため，子どものペースに合わせた対応が必要です．調理法や盛り付けを工夫したり，食べやすい道具を工夫するなどで根気よく付き合っていくことが大切です．

小建中湯 ❾❾
しょうけんちゅうとう

消化機能を改善して，身体も心も元気にします．

六君子湯 ㊸
りっくんしとう

胃腸機能を改善するだけでなく，精神不安や自律神経の乱れなどに対しても有効です．

安中散 ❺
あんちゅうさん

東洋医学では，「中」はお腹を意味します．安中散❺という名前は，お腹を安ずるという意味です．カプセルもあります．

ADHD 処方薬と漢方薬

　ADHD では，個々のケースに応じてコンサータやストラテラ，インチュニブなどを処方される場合があります．これらは，どれも嘔気，食欲不振という副作用があります．その症状に対して漢方薬が有効な場合がよくあります．西洋薬と漢方薬の併用は OK です．年長児では，六君子湯㊸の代わりに四君子湯㊵の錠剤にすることもあります．

心因性頻尿

虚弱タイプ

不安が強い

イライラしている

//////// 不安・ストレスに漢方薬で対応 ////////////////////

　心因性頻尿の場合は，何かに集中している時や，睡眠中は
トイレに行きません．ただ，発達障害のお子さんは，夜尿症
も合併していることが多いです．心因性頻尿は，不安や緊張，
ストレスが原因になっていることが多く，緊張や不安を解消
する漢方薬が効果的です．

小建中湯（しょうけんちゅうとう） 99

緊張を緩和してリラックスする作用があります.

甘麦大棗湯（かんばくたいそうとう） 72

何かにとりつかれたようにトイレに行く場合により効果的です.

抑肝散（よくかんさん） 54

子どもがしょっちゅうトイレにいくため，お母さんもイライラしていることが多いです．その時はお母さんも一緒に抑肝散（よくかんさん）54を内服すると効果的です.

気にせず見守ることも大切

ASDのお子さんは，「トイレに行きたい時に行けなかったらどうしよう」という不安をより強く感じます．また，尿失禁をしたことがトラウマになり何度も行くようになるケースもあります．周りが気にしすぎるとさらに悪化してしまいます．トイレに行くことを注意しないで，気にしないようにして見守ることも大切です.

夜尿症

虚弱体質

眠りが浅い

鼻閉がある

//////// 発達障害と夜尿症 //////////////////////////

　発達障害には神経伝達物質の分泌異常が関係しており，脳
中枢神経系が未発達になりやすいことがわかってきました．
そのため，排尿に関する感覚も発達しにくく，夜尿症を合併
しやすいことが指摘されています．特にADHDのあるお子さ
んは，およそ3人に1人に夜尿症があるという統計が出てい
ます．

小建中湯　99
お腹の冷えも改善してくれます．膀胱容量を増やす効果もあります．

抑肝散　54
睡眠の質が悪いと，抗利尿ホルモンの分泌が悪くなるため，夜尿症になるといわれます．

葛根湯加川芎辛夷　2
鼻閉がよくなると，睡眠の質が軽快します．

夜尿症への生活指導

夜尿症には生活指導も大切です．午前中に水分をたっぷりとって，午後は控えめ，夕食以降は厳しく水分制限をします．また寝る前に必ず排尿を促すことも大切です．ミニリンメルト®などの西洋薬も併用します．漢方薬は西洋薬で不十分な時に併用します．しかし，発達障害のお子さんにとって，この生活習慣の改善が難しく，通常に比べて，治療が難渋します．

月経トラブル

便秘を合併

体力あり

イライラ

むくみ・冷え

月経への対処はくわしく説明

　発達障害のあるお子さんたちは，思春期の身体の変化にう
まく対応できないケースも見られます．さらに月経の手当て
などを，より細かく詳しく説明する必要があります．また，
女子の場合は男子に比べ，多動など目立つ行動が少ないこと
などから診断が遅くなり，思春期ごろまで気づかれないこと
も多いです．

桃核承気湯 (61)

便秘に有効な大黄と芒硝を含みます．気持ちをすっきりさせる作用もあります．

桂枝茯苓丸 ㉕

月経痛が強く，便秘がない時に．

加味逍遙散 ㉔

不定愁訴が多い時に．

当帰芍薬散 ㉓

華奢で色白なタイプに．

月経により発達特性が強まることも

発達障害では月経前症候群（PMS）・月経前不快気分障害（PMDD）がよりいっそう強く出やすいとも言われています．ASD の場合は，月経前によりいっそう過敏性が増し，感情の起伏が激しくなり，ADHD の場合は，よりいっそう衝動性が亢進します．漢方薬で効果が十分でない場合は低用量ピルも考慮したほうがよいでしょう．

鼻閉

どんな鼻閉にも

上記で無効

鼻閉は睡眠や集中力に影響します

　主に ASD に多くみられますが，鼻をうまくかめないために，鼻づまり，慢性鼻炎，副鼻腔炎を発症しやすいといわれています．また，アレルギー性鼻炎を合併している場合は，さらに症状が悪化しやすいです．鼻閉がひどいと，それによる睡眠障害，集中力低下が起こるため，西洋薬や漢方薬を駆使して，症状を軽快させることが大切です．

葛根湯加川芎辛夷 ❷

葛根湯❶に鼻の通りをよくする川芎と辛夷が加わった処方です．鼻閉による頭痛にも有効です．

越婢加朮湯 ㉘

即効性があり頓服でも有効です．麻黄を最大量含みます．

麻黄を含む漢方薬は興奮を強めることも

　上記の2剤はどちらも麻黄を含むため，内服することで，より興奮する場合には注意が必要です．麻黄の主成分はエフェドリンです．その他の副作用として血圧上昇，動悸，不眠，胃腸症状が出ることもあり，その場合は中止します．副鼻腔炎の場合，麻黄を含まない辛夷清肺湯⑩④がありますが，味がとても苦いため，なかなか飲みにくいです．

疲れやすい

虚弱体質

とにかくだるい

貧血っぽい

発達障害児の疲れやすさに注意

　発達障害のお子さんは，定型発達のお子さんが無意識に行っているようなことにもエネルギーを必要とするため疲れやすいといわれます．また，睡眠不足や，自律神経のバランスが乱れた状態が続き，心身ともに消耗しています．そのため体力を回復する目的で，身体を元気にする漢方薬を処方すると，他の症状も緩和されることがあります．

小建中湯（しょうけんちゅうとう） 99

お腹を診察すると，腹直筋が 2 本，ピンと張っていることが多いです（二本棒）．腹痛をよく訴え，食が細いタイプに．

補中益気湯（ほちゅうえっきとう） 41

漢方薬の王様「医王湯（いおうとう）」といわれるぐらい有名な漢方薬です．頑張っているけれど，疲れがとれない時に．

十全大補湯（じゅうぜんたいほとう） 48

貧血に有効な四物湯（しもつとう）(71)と胃腸機能を改善する四君子湯（しくんしとう）(75)が含まれています．頑張れないほど疲れている時に．

漢方薬で体質改善をめざし，元気に

上記の 3 剤を内服していると，かぜもひきにくくなります．発達障害のお子さんたちは，医療機関に受診するのも，大変な場合もあります．ましてやインフルエンザや COVID-19 が疑われても，抗原検査の綿棒挿入を嫌がり，検査は非常に困難です．流行期に，かぜ予防のために，漢方薬を飲むのも 1 つの方法と思います．

起立性調節障害（OD）

めまいたちくらみ

胃腸虚弱・頭痛

疲れやすい

腹痛や頭痛

発達障害に多い起立性調節障害

　発達障害のお子さんは，起立性調節障害に罹患しやすいといわれています．その理由は，ストレスを感じやすく，その結果，自律神経の乱れを起こしてしまうからではないかと考えられています．また，睡眠リズムをコントロールする力が未熟なため，体内時計が通常より乱れやすく，起立性調節障害の症状を悪化させる可能性があります．

苓桂朮甘湯 ㊴
フクロウ型体質（朝に調子が悪く，夕方から元気なタイプ）に有効といわれています．

半夏白朮天麻湯 ㊲
身体を元気にする人参と黄耆，胃腸機能を改善する六君子湯㊸の一部を含みます．

補中益気湯 ㊶
とにかく倦怠感が強い時に．

柴胡桂枝湯 ⑩
ストレスを軽減しリラックス作用もあります．

周囲の理解とサポートも必要です

　起立性調節障害の治療の基本は，生活習慣の改善ですが，発達障害のお子さんたちには，なかなか難しいです．それよりも，周囲の理解が大切です．「怠けている，仮病，気合がたりない」は禁句で，子どもの話をよく聞いて理解して共感し，少しずつ生活リズムを改善します．

お母さんの月経トラブル

冷え・貧血

不定愁訴が多い

冷えのぼせ

頑固な便秘

お母さんの体調にも配慮して

　子育て中の女性は，妊娠，出産，更年期と大きくホルモンバランスが変化する時期にいます．さらに小さいサイクルとして，月経とそれによる周期的な体調変化があり，それらに伴う症状もさまざまです．まず女性3大漢方である当帰芍薬散㉓，加味逍遙散㉔，桂枝茯苓丸㉕，さらに桃核承気湯㉑を加えてこの4つから処方を選択しています．

当帰芍薬散 ㉓
華奢で色白で，むくみやすいタイプに．

加味逍遙散 ㉔
仕事と子育てで，ストレスまみれになっている時に．

桂枝茯苓丸 ㉕
比較的体力があるタイプに．

桃核承気湯 ㉛
下剤効果をもつ大黄と芒硝が含まれます．

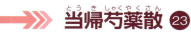

漢方薬はオールマイティではないことに注意

　月経痛が強い時は，頓服で芍薬甘草湯㊻の併用もOKです．安中散❺が有効のこともあります．また，睡眠，食事，運動などの生活リズムの改善やストレスをためすぎないことも大切です．しかし，症状が強い場合は，西洋医学的な疾患が隠れていることもありますので，婦人科受診をお勧めしています．

お母さんの疲れ

ファーストチョイス

貧血傾向

めまい

胃もたれ・冷え

疲れの原因が鉄不足のことも

　育児・家事が忙しく，周りに協力者がいないと母親はゆっくり食事ができません．月経で鉄欠乏性貧血になりやすく，産後や授乳中はなおさらです．疲れを訴える母親の血液検査をすると，ヘモグロビンが低いことも多くあります．また，ヘモグロビンが正常でもフェリチンが低値であることもしばしばです．そんな時，漢方薬と一緒に鉄剤も処方します．

補中益気湯 ㊶
かぜが長引いて治りにくい時にも有効です．

十全大補湯 ㊽
血の巡りをよくする四物湯㋑＋胃腸機能を改善する四君子湯㋥を含みます．皮膚の乾燥，髪の毛が抜けやすいなどの症状にも有効です．

半夏白朮天麻湯 ㊲
頭痛にも有効です．

六君子湯 ㊸
食欲を増やすグレリンを増やす作用があります．

元気にする漢方薬，参耆剤

　生薬の黄耆と人参を含む漢方薬を参耆剤といって，身体を元気にする作用があります．上記の補中益気湯㊶，十全大補湯㊽，半夏白朮天麻湯㊲以外にも，人参養栄湯⑱，加味帰脾湯⑰，帰脾湯㊦，清暑益気湯⑱，大防風湯㊮，清心蓮子飲⑪，当帰湯⑫の合わせて10種類あります．

お母さんのメンタルトラブル・1

> **不定愁訴**

> **イライラ**

> **ストレスが強い・動悸**

お母さんの SOS に気づいて

　発達障害のお子さんをもつ母親のストレスは計り知れません．家事育児に休みはなく，就労されている方もいます．さらに，ご自身にも発達の特性があることも多いです．お子さんのことで必死でご自身の辛さは二の次にしてしまいがちなことも多く，その辛さに小児科医が気づいて，声かけすることも大切です．

加味逍遙散 ㉔
更年期障害のファーストチョイスです．

抑肝散 ㊴
慢性化して身体が弱っている時は，抑肝散加陳皮半夏 ㊸ を処方します．

柴胡加竜骨牡蛎湯 ⑫
比較的体力があって，抑うつ，イライラ，不安，動悸，緊張など様々な症状に有効です．

子どもと一緒にお母さんも見守る

　加味逍遙散 ㉔ と抑肝散 ㊴ の違いをよく質問されます．ほてりやのぼせがある場合，多愁訴の場合は加味逍遙散 ㉔，どこかに怒りがある場合は抑肝散 ㊴ です．しかし，イライラしている場合，どちらから処方してもよいかと思います．まずは漢方薬を処方することが大切です．実際これらは，5つの生薬が共通していて，どちらも柴胡という生薬を含みます．

お母さんのメンタルトラブル・2

うつっぽい

のどがつまる

お母さんの SOS に気づいて

　ストレスがある時，まず眠れないという症状からでることが多いです．眠らないといけないとあせるほど眠れなくなるものです．まずは，「目を閉じてじっとするだけで身体は休まる，夜中に時計は見ないでね」と説明しています．また，「向精神薬を飲むのが怖い」と言われることもあり，そんな時は，「漢方薬から試してみませんか」とお話しています．

加味帰脾湯（かみきひとう）137
先回りして色々心配しすぎて，疲れて眠れなくなっている時に．

半夏厚朴湯（はんげこうぼくとう）16
気分がふさぎこんですっきりしない時に．

子どもと一緒にお母さんも見守る

　お母さんが，すべてを1人で抱え込まないようにすることが大切です．「自分の育て方が悪かったからではないか」と罪悪感を感じている方も多いです．また，一般女性の10倍程度，抑うつリスクが高いともいわれます．誰かに相談する，同じ境遇のお母さんとの交流の場をもつ，自分のための時間を作るなどで，ストレスをため込まないようにすることが大切です．

コラム かかりつけ医で発達障害を診よう

　文部科学省の調査によると通常学級の子どもの実に8.8％が学校生活に困難を抱えています．そのすべてが発達障害ではないにせよ，「発達が心配」と医療を受診する子どもは増え続けています．北米では，発達障害は「まずかかりつけ医が対応し，難しい子どもを専門医に紹介する」という流れになっており，今後，国内でも気管支喘息や熱性けいれんのようなCommon Disease として取り扱われるようになっていくでしょう．

　発達障害は，医師による診断や告知，薬物治療が予後を改善することがわかっています．しかし，専門機関が遠方であったり，初診待機時間が数ヵ月以上発生したりして，受診するのは容易ではありません．発達障害をかかりつけ医に診てほしい，というニーズは年々増大しています．

　また，かかりつけ医には発達障害を診る強みもあります．例えば筆者が専門外来をしていたとき，薬物治療に抵抗があるご家族に，かかりつけ医が「漢方薬から始めてみたら」と勧めてくれて，薬物治療を開始できたことがありました．こうした家族との信頼関係，いつでも何でも相談できる，同じ医師が長く関われる，地域の多職種に顔が利くなど，かかりつけ医には発達障害を診る上でたくさんの強みがあります．

　発達障害診療は，何年もかけて子どもと家族を見守り，その成長を実感できるやりがいのある仕事です．かかりつけ医が発達障害の子どもたちを診療し，子どもたちの未来をよりよいものに変えていきましょう．

（市河茂樹）

コラム 普通になれなければ普通以上に
なればいい

　頭痛や腹痛，吐き気などで不登校になっている子ど
もたちのなかには，多かれ少なかれ発達の特性をもつ
子がみられます．日本の教育制度は，「規格品」の子ど
もたちを大量生産するという面では成功してきました
が，学校の規範からはずれた子どもには冷たい風潮が
あります．そうした子どもたちに，登校を無理強いす
るより，休んでいる間にその特性を生かした一芸に磨
きをかけることで，将来に光がさしてきます．

　私が外来でお話する2つの言葉があります．

　「あなたは普通の人になるのは難しいかもしれない
けれど，普通以上になればいい」

　「ナンバー・ワンになれなくても，オンリー・ワンに
なればいい」

　実例を挙げます．Aさんは中学，高校は不登校でし
たが，休んでいる間にコツコツと絵を描いていまし
た．専門学校でイラストを学んだ後，漫画家のアシス
タントを経て独り立ちの漫画家になりました．また，
B君の場合，知能は高いのに教師と折り合いが悪く，
中学校を休みがちでした．初めて外来に来て話をした
時は「やっと（僕を）理解してくれる大人に出会えた」
と大きなガタイで大号泣していました．現在は，工学
部の大学院で勉強しています．

　このように一人ひとりの特性を引き出し，自尊心を
取り戻してあげることが，最強の治療になると実感し
ています．

（池野一秀）

コラム　発達障害のリハビリテーション

　発達障害，特に自閉症の子ども達は，一般に，コミュニケーション障害，こだわりなどの常同行動，社会性の欠如などが特徴とされています．しかし，一人ひとりの子どもには得意，苦手があります．したがって，その子の障害を，障害ではなく，個性と捉え直して，ご両親を交えて，時間をかけて理解を深めることがリハビリテーション治療の始まりです．この治療を体系化したのが，米国のノースカロライナ大学のショプラー博士が開発した TEACCH（treatment and education of autistic and related communication handicapped children）です．これが，児童精神科医の佐々木正美先生によって 1990 年代にわが国に導入されました．TEACCH では，構造化という概念がよく使われます．例えば，幼児教育，学校教育の中では，主に集団ではなく個別指導を行い，物理的構造化では教室内に仕切りを付けた机を用意して，集中して学習できる場所を作ります．また，時間的構造化では個々のスケジュールを貼り可視化し，課題を 1 つクリアするたびに，しっかりほめて，次に実現可能な課題を見つけるようにプログラムを作成します．訓練校卒業に際しては，ジョブコーチの指導によって，安心して活躍できる職場環境を作ります．このように，その子の生涯を通し，安心できる環境を作ることが重要です．これによって，自閉症の子どもの個性を伸ばし，成長を促し，社会人として独立して生活するスキルを獲得することにつないでいます．

（高橋秀寿）

> **コラム** 発達障害とブレインバンク

　発達障害という用語をよく聞くようになりました．子どもだけでなく，大人の発達障害という言葉もあります．確かに様々な場面で，発達障害だろうなと思う方に接することもあります．しかし，発達障害は，脳卒中やがんのように，明確にかつ客観的に診断できない部分が多々あります．すぐに治療を開始するものでもありません．そもそも，脳の中でなにが起こっているのかはよくわかっていないのです．今の医学では，画像検査や採血で診断することもできません．簡単なセルフチェックで診断できるものでもないでしょう．発達障害という状況は，個々の社会での立場などとも大きく関連するでしょう．そして発達障害でないと言われている（そう思っている）方との境界も明確に線引きはできないはずです．そうはいっても，発達障害の方の脳で何が起こっているかがわかれば，治療法や対処法などは大きく変わると思います．あるいは，発達障害とされる方にみられる特別な才能の脳内メカニズムまでわかるかもしれません．そのためには，やはりヒトの脳そのものを研究するのが近道です．私たちはブレインバンクといって，ヒトの死後，病理解剖を行って脳の中でなにがおこっているかを検討すると同時に，その脳を系統的に保管してブレインバンクとして研究者と活用をしています．ただ，発達障害をはじめとする精神神経疾患の脳は，世界的にみても決して多く集まっているわけではありません．ブレインバンクを通じて，様々な疾患の病態解明，治療法開発につながることを願っています．　　　　　（髙尾昌樹）

4

当事者で医師になった僕から伝えたいこと

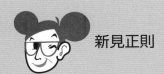

新見正則

漢方と精神科

サイエンスと経験知

　漢方薬は多成分系の薬剤です．多くの西洋薬のように単一成分ではありません．単一成分であれば，サイエンス的に明確な説明がしやすいですし，研究も多成分系に比べると容易です．多成分系薬剤の解析技術は21世紀になった今日でもまだ不十分といわざるをえない状況です．つまり西洋薬学でいわれる薬理は，漢方薬では薬能と言われますが，そこがブラックボックスです．別の言葉で言うと証明が難しい仮想病理概念となっています．

　同じく精神科領域も脳のサイエンスは相当進歩しましたが，人の心を解明するサイエンスの進歩はまだまだだと思っています．精神科領域も精神科を専門としない僕の理解では，まだまだブラックボックスで，仮想病理概念にみえます．

患者さんの症状を少しでも楽に

　精神科も漢方薬もブラックボックスで，仮想病理概念でいいのです．症状が治れば，楽になれば，進行しなければ，それも治療です．ブラックボックスでは，実臨床での有効性，つまりリアルワールドスタディがすべてです．実際に効けばいいのです．

　漢方薬は過去の知恵の集積です．こんな症状や訴えにはこんな生薬の組み合わせが効くことがあるという経験知です．ですから症状や訴えは，○○みたい，○○もどき，○○のような状態で OK です．極めてアバウトということです．そんなアバウトななかで，有効な漢方薬を探すということです．

また，精神科領域の病名診断も，症状の積み重ねです．ですから，同じ DMS や ICD の診断基準を使用しても，国によって発達障害の診断の閾値が異なります．また，主治医によっても診断が異なることが起こりえます．発達障害と診断されなかった患者さんが，医師を変えると発達障害と診断されることが起こりえるということです．精神科もじつはアバウトだと僕は思います．

　漢方薬も精神科もアバウトなので，僕には同じ匂いを感じるのです．症状を治せる，楽にする可能性があるのなら，いろいろと試してみればいいのです．

　21 世紀になっても原因が不明の発達障害という病態に対応するには，トライ＆エラーの積み重ねしかありません．漢方薬に理屈を求めるよりも，まず使ってみて，そして有用性を体感してください．

エビデンス至上主義で患者さんを治せるか

　漢方薬には発達障害へのエビデンス（臨床試験）がないから使用しないというご意見の専門家も多数存在します．そうであれば，発達障害の治療で明らかなエビデンスがあるものはいくつ存在するのでしょうか？　僕には発達障害の治療はトライ＆エラーの積み重ねに思えます．そうであれば，エビデンスがないからと漢方薬を忌避するよりも，依存性も耐性も生じない漢方薬を試しに使ってみればいいのではと思います．

　臨床でエビデンスよりも大切なものは役に立つかどうかです．漢方薬が発達障害の診療の役に立てば，せめて潤滑油になれば，漢方薬を利用するメリットとなると思っています．

発達障害で困っている君たちへ

世の中は不公平で不条理で不平等なもの

　世の中は不公平で，不条理で，不平等ですよ．自分に発達障害傾向があることを嘆くことは自由ですがともかく生き抜きましょう．発達障害であることを認めずに生きる選択肢もあります．しかし，その場合は健常者として扱われますから，どんな言い訳もただの言い訳になります．発達障害であることを認めると，ある意味自分の障害を公言する訳ですから，生きづらさが軽減する可能性が高まります．大学までの教育環境はお客さんとして扱われます．授業料を払っているからです．一方で社会に出ると会社や組織への貢献度でお給料が決まります．

　教育環境で生きづらいときは，高校や大学で教育を受ける必要はありません．特性を超えた発達障害がある人にとって高等教育はほとんど役に立ちません．職能技術を身に付けたほうが働きやすいのです．自分の得意な領域で働ける人はじつは多くはありません．

さまざまなサポートがあります

　サヴァン症候群は障害を持ちながらも，ある特定の分野で突出した能力を持つ人ですが，そのような特異な才能で生き抜ける人はごくわずかです．小学校にも中学校にも無理に行く必要はありません．両親が元気な間は，両親のお世話になればいいでしょう．気分がよいときは家事の手伝いでもしてください．両親はあなたよりも年上ですから，通常は先に他界します．両親が他界した後は，いろいろな支援システムを

利用すれば働かなくても生きていけます．障害者枠の雇用も
あります．障害年金もあります．最後は生活保護があるので
心配は不要です．しかし，公的支援を受けるには診断される
必要があります．ですから，将来を含めて，公的支援が選択
肢に含まれるときは，定期的な通院は必ず行ってください．

将来，自分も社会も変わるかもしれません

　家庭は安住の地です．ご両親に甘えるだけ甘えて，そして
もしもやりたいことが自然に見つかったら，少しずつ活動を
始めればいいのです．障害は社会の許容範囲とのバランスで
す．今は生きづらくても，将来はまた違う世の中になる可能
性もあります．

　そして発達障害といってもいろいろな発達障害がありま
す．ですから，人と比べずに，慌てずに日々を過ごしてくだ
さい．親を叩くと（親に暴力を振るうと），親は哀しみますか
ら，やめておきましょう．

僕も当事者の一人として

　僕はADHDと吃音で子どもの頃，相当悩んでいました．
そして読字障害（たどり読みができない）があったので，学
習障害（読み・書き・数学）にも当てはまりました．小学校
の頃の吃音は結構ひどく，いっそ声が出ない体のほうが楽
だ！　と思ったこともあります．そして，当時は消えてしま
いたいと思ったこともあります．今から思うと，そんなこと
で自殺を考えるのかと軽率だったと思いますが，そんな幼少
期を送っていました．僕は母にも，学校の先生にも，友だち
にも恵まれて，そんな障害があっても，本人が苦しんでいる
割には，特性や個性の1つとして生き抜くことができました．

本当に運がよかったと感謝しています.

　当時は，吃音を収めるために子どもながらにいろいろなことをトライしました．でもどれも無効でした．魔法のような方法は1つもありませんでした．当時もしも，違法な薬物などがあったら，手を出していたかもしれません．いろいろなことをトライすることは大歓迎ですが，違法薬物にだけは手を出さないようにしてください．違法薬物で発達障害の症状などが楽になることはありません.

親御さんへ

僕と母のこと

　僕の母は凛とした人で，でも楽天的な人でした．僕が子どもの頃は相当貧乏な時期がありましたが，どんな時も凛としていました．

　僕は幼稚園には行っていません．正確にはほんの少し通った覚えがありますが，すぐにやめたようです．母は「貧乏だったから，正則を幼稚園にやる金がなかった」と僕が物心ついてからは時々話していました．

　また，「ランドセルを買う金がなかったから，小学校入学を1年遅らせようと思った」とも語っていました．そんな話を聞きながら，僕は無性に学校に行きたいと思いました．

　吃音があったので，今日は国語で音読が当たると思うと朝からドキドキして，呼吸をするだけでストレスになります．学校には行きたくないモードになるのです．音読の直前には，体がガチガチになり，呼吸は浅くなり，汗をかき，パニックになります．そんな自分ですが「貧乏で幼稚園には行かせられなかったし，小学校の入学も遅らせようかと思った」といった話を思い出すと，不思議に学校に行きたくなったのです．

　「かーちゃんやとーちゃんに何かあったら，僕はどうすればいいの？」と母に尋ねると「寺に行って，面倒見てもらいなさい」といつも決まって同じ返事でした．そして，いくばくかのお金が入ると，いつもお布施と称してお金をお寺に送っていました．そんなお金があるのですから，幼稚園代やランドセルの購入費用などは工面できたと思います．今から

思えば，吃音で発達障害傾向がある僕のことを熟慮して（または直感で），敢えて幼稚園への入園を見送ったと思うようになりました．確かに5歳のときに自分の名前が書けたとは到底思えません（「普通」の子はできるようですが，がんばって親が教えないとできないこともまれではありません）．

母も父も一切「勉強しろ！」とは言いませんでした．放任主義にも思えますが，母が晩年，家内に「正則のどもりは本当に心配だった」と語ったそうです．何もうるさいことは言わずに，でも距離を置いて（遠くから）しっかりと見守ってくれていたことがわかりました．小学校の頃，仮病で学校を休んだことがありました．たまたま出張から帰った父親が「おー，ずる休みか．一緒に将棋をしよう！」と言ってくれました．

僕は大学進学とはまったく無縁の高校を選びました．そして高校2年生の冬まで，将来をまったく考えずに生きていました．この頃も吃音はありましたが，なんとか隠しながら生活していました（しかし，吃音は当然に周囲にはバレていました）．そして急に勉強に目覚め，予備校に通い，受験戦争に突然参加しました．小中学校の頃に，両親に勉学を強要されながら生きていれば，今の僕は存在しないでしょう．本当に母と父に感謝の念でいっぱいです．

家庭を子どもの安全地帯に

子どもは親の思うようにはなりません．できない子を叱責しても，不幸な親子関係が蓄積されるだけです．発達障害の子どもが通常学級で学ぶことは，健常な子どもがダイバーシティを肌で感じるには大変に意味があることですが，発達障害の子どもにとっては負担に感じることもあります．通常学

級での勉学を無理強いしないでください．発達障害のお子さん本人が通常学級に行きたいのなら問題ありません．しかし，親の教育意識（子どもを鍛えてやる！）で通常学級での勉強を強いても，できないものはできないのです．治療しながら教育を行う療育は子どもさんのためでもありますが，親御さんの納得のためにあるのです．ある意味，「普通」を求めることを諦めてください．そして発達障害を早期発見する目的の1つは，大人が子どもへ関わる時のギアチェンジを促すためです．また，知能指数（IQ）が高く，超難関大学を卒業しても，発達障害で就職が困難を極めることもあります．

　子どもにとって，特に発達障害の子どもにとって，家が唯一の安全地帯です．不登校になっても，引きこもりになっても，そっと見守ってあげてください．そしていつの日か，何かやりたいことができるまで，祈ってください．

無理強いをせず見守り続ける

　発達障害は生まれながらの特性ですが，その後の環境によって病態は悪化します．もしかすると親の発達障害的要素が遺伝的にそして環境的にお子さんに影響している可能性もあります．発達障害だけであれば，叱責激励しなければ，親子関係は悪化しません．無理なことは無理なのです．少なくとも親が自分の子の障害を特性・個性と納得できなければ，世の中の人は誰も受け入れてくれないでしょう．子どもに無理強いせず，僕の母のようにずっと見守ってあげてください．

　人として最低限守らなければならないルールを守れないときは，家庭内での解決は諦めて，主治医，警察，児童相談所などにお任せしましょう．

企業の方へ

　正直な発言をすると，障害者の雇用は面倒です．障害という意味合いがある程度の問題を内在していることを意味するからです．障害者雇用の利点の１つは法定雇用率を満たすためです．そうであれば，法定雇用率を満たす範囲で，健常な人に近い働き方をしてくれる人が企業にとっては喜ばしい労働者になります．面倒を法律でカバーしようとすればそうなるのです．僕は「おたがいさま」と思えるかどうかにかかっていると思います．おたがいさまを包含できる社会が僕の願いです．

　障害者雇用は，社員と会社が徳を積むために行うのです．徳を積むと運気が高まります．社風にプラスになり，会社のブランド価値がアップします．そして障害者と一緒に働く社員にも運気が伝わります．つまり，効率を重視して目先の利益追求のために障害者を雇用することは，実はお互いの本当の利益になりません．そして会社の輪を乱す人は，健常者でも障害者でも不要です．おたがいさまと思って，マイナスを補いあえる人であれば，障害の有無は実は問題になりません．

　人でも会社でも上になればなるほど（トップに近づけば近づくほど），成功するには運が必要です．努力は必須ですが，運の占める割合がどんどんと増加するのです．トップを目指す立場なら，努力が 25%，運が 75% だと僕は思っています．そして 99% の努力も 1% の運に敵わないこともあります．

　障害や個性・特性がバラバラな人が集まって，そしてダイバーシティを理解しあって，「おたがいさま」と思いながら，人にちょっと迷惑を掛けて，そしてそれ以上に人にギブ

（give）して，人をヘルプ（help）して，みんなで努力する集団や会社に運気は回るのだと思っています．

　僕の新見正則医院が軌道に乗ったら僕は引退し，そして次のことをやりたいと思っています．インクルーシブ社会の1つとして，吃音の方を最優先に雇用する会社『Domori Club』を作りたいと思っているのです．

パートナーのあなたへ

　カサンドラ症候群とはパートナーや家族などが ASD など
のために心的ストレスが蓄積して，不安障害や抑うつ状態な
どの精神疾患を引き起こす状態を示す言葉です．ASD は男
性に多いため，ご主人が発達障害で，奥さんがカサンドラ症
候群になるパターンが一番多いように思います．

　そんな方が，僕のクリニックを訪れると，しばらくいろい
ろな会話をしたあとに，「いっそ別れてはどうですか？」とい
う言葉を投げることが多いです．極端な可能性を提示して，
そして折り合いのいいところで納得できるパターンが多いか
らです．また，「いっそ殺してしまったらどうですか？」と
いった危険なことを言うこともあります．それは笑って言う
のですが「この世からいなくなってくれたら本当に楽になる
と思います」といったお返事もあれば「やっぱり一人で暮ら
すよりも，一緒がいいです」とコメントする人もいます．

　夫婦生活も一生続ける必要はありません．パートナーとの
関係も別に一時的なものでも問題ありません．もしも，子ど
もがいても，最近はシングルマザーやシングルファーザーは
珍しくありません．配偶者の給与で生活していると離婚した
ら生活費に困ることになりますが生活保護を利用すれば生き
ぬくことは可能です．別れるという選択肢をいつも頭に置い
て，将来を考えるといいでしょう．

　人は完璧ではありません．自分も完璧ではないはずです．
お互いに不足分を補いながら，未来を築けるのであれば，
パートナーの発達障害はさほどの不幸にはならないでしょう．

　精神的，そして肉体的なハラスメントを受けている場合

120

は，サッサと別れることが最良の選択肢と患者さんには告げています．発達障害だから別れるとか，我慢して一緒にいるとかではなくて，発達障害を性格の一部として受け入れられるかを考えるといいと思います．

自分は「普通」と思っている
あなたへ

「普通」という概念

　発達障害の患者さんを診ている医療関係者のなかにも，僕のように自分が発達障害だった人もいれば，今も発達障害の人，そして「普通」の人もいるでしょう．「普通」は何かという問いがいつも浮かんできます．医療用語では普通とは定型発達のことです．

　江戸時代から明治期になり，「まことに小さな国が開化期を迎えようとしている」（司馬遼太郎「坂の上の雲」から）当時，士農工商を壊し，国家と国民を意識させ，国としての軍隊を作る必要がありました．そのときに，「普通」という概念が登場したのではと思っています．平均的な国民を兵隊にするシステムが学校教育だと思っています．その学校教育が150年以上経った今でも維持されていることに僕は違和感を覚えます．

　技術が急速に進歩した今日でも学校の授業形態が150年前とほぼ変わらないというのが不思議です．教室内に多数の生徒を集め，1人の教師が教えるという形態です．個別に対応すれば，授業についていける人にはさらなる教育を，授業についていけない人にはしっかりしたサポートを，それぞれ提供できるのに残念です．発達障害の人への合理的配慮を含めて，もっとダイバーシティの世の中に対応できる学校教育に変化できないのでしょうか？

ユニバーサルデザインと合理的配慮

　合理的配慮とは，壁があって景色が見えないときに，身長

に応じたステップ（足台）を用意するイメージです．ユニバーサルデザインは壁を透明にする感じです．いろいろな配慮ができそうですよね．ユニバーサルデザインは社会がどんどんと進めても問題は生じませんが，合理的配慮はご本人や家族の了解を得てから行いましょう．

インクルーシブ社会とは，障害のある人と障害のない人がともに暮らす社会です．インクルーシブ教育とは，障害のある人と障害のない人がともに学ぶ仕組みです．僕は，インクルーシブ社会は大賛成ですが，インクルーシブ教育はすぐには無理だと思います．特別支援学校，特別支援学級，通級学級（通常学級に通いながらプラスアルファでの授業）などが現在用意されていますが，その枠組みを超えて，通常学級で障害の程度を無関係にすべての子どもが学ぶことは，障害がある生徒に負担がかかる可能性があります．

日本の「察する」文化

日本はほぼ単一民族で，中国と朝鮮半島からを除いて移民の流入も少ない国でした．言葉もほぼ単一です．自分と違う「普通」でない人と暮らす生活が欧米諸国に比べると歴史的に少ないと思います．いろいろな人と暮らすという当たり前のダイバーシティが当たり前でないことが日本の欠点です．

日本語はすべて言葉にせず背景で言葉の内容を理解する文化があります．コンテクスト（文脈）をすべて説明する必要がないのが日本の，日本語の生活です．そんな忖度が求められる社会では，発達障害の人は生きづらいのです．また，現代ではマルチタスクを要求される仕事が増えました．1つのことをコツコツとやり続ける仕事は減りました．発達障害の人には生きづらい世の中なのです．

そして皆さんへ

発達障害傾向はいつまでも残る

発達障害があった人は，症状が相当良くなっても，実はなにかが残ります．僕もやっと成人したひとり娘に「パパは小3男子みたいだよね．だって，いろいろなものを触りたがるし，ちょっと高いところを歩きたがるでしょ．そして凝り性だよね．右と左をいまでも時々間違えるしね」と言われます．

また，ある特定の聴覚過敏があって，映画館やコンサートでの話し声やお菓子の音などが超気になります．そしてダラダラ話は苦手です．今でも語学の学習は字にしないと学べません．視覚が聴覚より大切な情報源なのです．音で語学を学べる娘とは大違いです．これも発達障害の名残なのかもしれません．

人はそれぞれ，自分なりのレジリエンス

自分とは違う人はじつはたくさんいます．僕は生きる上で大切な素養はレジリエンスだと思っています．打たれ強い心と体です．立ち直る力です．暑さへの対応を例にするとわかりやすいと思います．暑さから逃げ回っていては暑さに強い体はできません．徐々に暑さに対応していくと体も心も暑さに強くなります．暑さに対するレジリエンスは努力をすれば向上します．それを暑熱馴化と呼びます．いろいろな領域でレジリエンスを高めることが，学力以上に大切な素養と思っています．レジリエンスには身体のレジリエンスと心のレジリエンスがあります．発達障害の人では特に心のレジリエンスが弱いことが特徴です．レジリエンスは徐々に鍛えないと壊

れます．無理な鍛え方は破滅を招きます．

　そして，大切なことはレジリエンスも人それぞれということです．発達障害の人のなかには，レジリエンスを鍛えることが超苦手な人もいます．まったくできない人もいます．自分ができるから他の人もできると思い込むと不幸になります．レジリエンスを鍛えることは大切な素養ですが，できない人に強要することはお門違いで，レジリエンスは人それぞれなのです．

　「普通」の人だけではつまらなくないですか？　「普通」とは多くの人が当てはまる範囲のことです．新しい何かは，普通でないことから生まれると思っています．人生は不合理で，不条理で，不公平だと思っています．今は「普通」の人でも将来「普通」からこぼれ落ちることは度々経験します．「普通」でない人を包含できるダイバーシティに富んだ社会を作りましょう．おたがいさまです．

　ヘルプとギブを心がけましょう．それぞれが意識すればできることです．

次のステップへ

敢えて言う！　みんなで努力をしよう.

　敢えて言います. 発達障害は病気です. ですから, いろいろなことが免除されます. しかし, それを御旗に怠けることはやめましょう. 人は皆, それぞれの生きづらさのなかで生きているのです. できる努力を精一杯行いましょう.「漢方薬がまずい」とか,「粉薬は飲めない」とかは論外です. 飲む努力をしてください. 食べ物に好き嫌いがあっても, それは個性ですから問題ありません. 好き嫌いはあっても, 嫌いなものを食べる努力をしてください. 散歩などの適度な運動は嫌でも行いましょう. 自分の与えられた能力のなかで精一杯生きることが大切なのです. それには心のレジリエンスを鍛えること（打たれ強い心）が必要です. しかし, これは当事者に向けて当事者だった僕からの発信です.

　家族を含めた応援部隊は, 上手に努力を促し, 上手に励ましましょう. 発達障害の人への無理強いは家族の絆の崩壊につながります. 上手に話すには,「Ｉ（アイ）メッセージ」を使いましょう.「漢方薬を飲みなさい！」ではなく,「この漢方薬を飲んでくれるとわたしは嬉しい」といった感じです.
「わたし」を主語にして話してください. 暴力を振るわれたら,「叩かれるととっても痛いよ, そして哀しいよ」と言うのです. ご家族もいろいろな努力をしてください. 努力の限度を超えれば社会的支援に任せましょう.

　技術は進歩します. 僕が子どもの頃, 吃音でキップが買えなかった時, 自分の代わりにしゃべってくれる機械があればいいなと夢みていました. 今は, スマホが話してくれますよ

ね．そんな夢が叶う時代になりました．そして学校に行かなくても勉強できる時代になりました．一生人とのつながりを断っても能力を生かせば生き抜ける時代になりました．そんな発達障害の人の生きづらさを軽減できる技術やシステムを，発達障害の人が，そして周囲が創り上げる努力をすることが大切です．

「障害」は社会が受け入れることができれば「個性」になります．いろいろな人がいて，人それぞれ，じつは多かれ少なかれ生きづらさを抱えています．人と人とのコネクションが必要です．自分と違うからといって排除するのではなく，いろいろな個性を包含できる社会を創る努力をしましょう．

発達障害はいろいろです．まったく努力ができない発達障害の人もいます．支える人が身近に誰もいなければ社会として支える必要があります．生活保護を受けやすくすることも必要です．一方で，法律的に許されない行為を行えば，社会からの隔離（刑務所や厚生施設など）も必要でしょう．

医療サイドは，治療のピースを開発することを期待されています．子どもの頃，人間の脳がどんなものか，まったく理解できずに（医師になった今でもわかりませんが），脳に電極を入れたら吃音が治らないかな，などと妄想していました．しかし，今やそんなプロジェクトがアメリカでは実際に進んでいます．まずは，この書籍にあるように，今ある保険適用漢方薬で発達障害のいろいろな症状や訴えに対応しましょう．そして，次のステップは全く新しい多成分系の薬剤を創造しましょう．この書籍が，そんな夢のような薬剤の開発のヒントになることを願っています．

発達障害の当事者であった僕の脳は，僕が人生を生ききったら，ブレインバンクに献脳しますね．将来のお役に立つことを願って！

コラム 僕の吃音

　吃音は発達障害の一部に分類されています．最近は小児期発症流暢症とも呼ばれますが，「どもり」と言ったほうがわかりやすいと思います．「どもり」は差別用語で，また放送禁止用語とされているようですが，吃音でも，どもりでも，流暢症でも，当事者にとってはどちらでもよいことです．僕は書いてある文字を音読することもできませんでした．暗記すれば読み上げられます．また旋律に沿って歌えばどもることはありません．書字を読むことができないので，法曹界や教員などは将来の仕事候補から消えました．会社員も文章を読むことがあると勝手に予想して，将来の仕事から外れました．そして残ったのが医師でした．吃音があったから，僕は医師を職業として選んだのです．高校生ぐらいになると，その日に言葉にできない単語は避けて，言葉を選んで話せるようにもなりました．頭の中で話しやすいフレーズに作り替えて話すのです（社会的カモフラージュ）．しかし，書字をそのまま読み上げることが本当に苦痛だったのです．成人する頃には吃音を隠すのは無理と腹を括り，吃音を公言するようになって，吃音はだんだんと影を潜めました．しかし，書字をそのまま読み上げる時は超緊張していました．ある日，友人から結婚式の司会を頼まれた時も，式次第に沿って読み上げれば良いだけだからと司会を懇願されましたが，断りました．まだまだ自信がなかったのです．未だに自分の頭の中を理解できません．僕の脳には幸い可塑性（神経回路を作り替える能力）があったようです．　　　　　　　　　　（新見正則）

5

当事者だった僕の
そして漢方医になった
僕のフローチャート

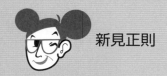

新見正則

どんな発達障害にも

子どものファースト
チョイス（常時）

子どものいろいろな
症状（頓服）

大人のファースト
チョイス

/////// 子どもの2大処方 ///////////////////////

　五苓散❶と小建中湯❾で子どもの訴えの多くにほぼ対応可能です．発達障害の随伴症状にぜひ試してください．小建中湯❾は桂皮，芍薬，甘草，大棗，生姜，膠飴が構成生薬で，五苓散❶は桂皮，茯苓，猪苓，沢瀉，蒼朮で，両剤とも頻用される生薬の足し算です．生薬の足し算が漢方薬の魅力で，それを体感できる漢方薬です．

130　　　　　　　　　　　　　　　　88002-905 [JCOPY]

僕のオススメだよ！

新見

小建中湯 ❾❾

小建中湯❾❾は虚弱な子どもに気長に投与して有効な薬剤です．

五苓散 ❶❼

五苓散❶❼は年齢を問わず，いろいろな訴えに不思議に有効な漢方薬です．両剤とも長期投与をしても問題ありません．

加味帰脾湯 ❶❸❼

加味○○湯とは，漢方薬に生薬を加えたものです．帰脾湯❻❺に柴胡，山梔子を加えたものが加味帰脾湯❶❸❼です．

過剰適応の疲れに参耆剤

発達障害の方は世の中に合わせようと過剰適応していることが多いのです．そして心も体も疲れています．そんな時は人参と黄耆を含む漢方薬（参耆剤）の1つである加味帰脾湯❶❸❼が効きます．参耆剤ならどれも有効ですから，補中益気湯❹❶や十全大補湯❹❽，人参養栄湯❶⓿❽でも代用可能です．

JCOPY 88002-905　　　　　　　　　　　　　　　131

吃音

子ども（常時）

大人（常時）

頓服なら

よさそうなことをたくさん試してみよう

　発達障害には吃音も含まれます。「どもり」のことで、発声が流暢にできません。いろいろなタイプの吃音があります。どれも基本的に薬剤で即座に治ることはありません。ほんの少し楽になる程度です。吃音はひとそれぞれです。試行錯誤を繰り返して、良さそうな方法を積み上げることで楽になります。吃音を公言すると楽になる患者さんは多いです。

小建中湯 ❾❾
小建中湯❾❾は五苓散⓱と並んで子どもの頻用漢方薬です．そして長期投与可能です．桂枝加芍薬湯⓺⓪に膠飴を加えたものですが，不思議に幅広く効きます．

柴胡加竜骨牡蛎湯 ⓬
ある程度の年齢を超えると，小建中湯❾❾ではなく柴胡を含む漢方薬が有効なことが多いです．竜骨と牡蛎は気持ちを鎮める効果があるので吃音への効果が期待できます．

甘麦大棗湯 ⓻⓶
心が昂った時に甘麦大棗湯⓻⓶を内服します．国内の甘草の９割は甘味を付ける食品として利用されています．小麦はコムギです．そして大棗はナツメで，どれも食品です．

副作用が少ないことも漢方薬の魅力

　吃音に抗不安薬は無効です．そしてベンゾジアゼピン系の抗不安薬は依存症があり，また耐性になります．抗不安薬を吃音の治療に使用することに僕は反対です．その点，保険適用漢方薬には依存症や耐性になるものは１つもありません．安心して，いろいろな漢方薬を試してください．個々の漢方薬の打率は低くても，いろいろな漢方薬があることが魅力です．

発達性協調運動障害

子ども（常時）

頓服

大人になると上手に隠せるようになります

　発達性協調運動障害（Developmental Coordination Disorder）は，日常生活における協調運動が年齢相当ではないものです．縄跳びやスキップ，行進などから，書字，箸の使い方，ボタンを掛ける，蝶々結びができないなどです．年齢とともに改善することがほとんどですが，大人になってもできない人もいます．大人になると上手に隠すようになります．

小建中湯 ㊾

小建中湯㊾には膠飴が入っています．膠飴はアメのことですから，小建中湯㊾は甘くて飲みやすい漢方薬です．多くのお子さんが嫌がらずに飲んでくれます．

抑肝散 ㊴

これはという時に飲むのが抑肝散㊴です．虚弱な子には抑肝散加陳皮半夏㊷がより有効です．

西洋医学で対応が難しい時こそ

漢方薬で頭の中の協調運動の回路を治すことができるのかは不明です．漢方薬は生薬の足し算です．西洋薬には薬理がありますが，生薬には経験的な薬能しかありません．その薬能がある生薬の足し算である漢方薬にも薬能が生じるのです．薬能はある意味，仮想病理概念ですが，西洋医学で治らない時はそんな仮想病理概念も役に立つことがあります．

性的異常行動

ファーストチョイス

セカンドチョイス

限度を超えている

性的異常行動は発達障害が原因？

　発達障害には性的異常行動が随伴することもあります．性的異常行動は通常の発達過程でも認められますから，どこまでが発達障害に起因するかは実は不明です．悪夢や異常性欲に竜骨や牡蛎を含む漢方薬が有効なことがあります．また柴胡桂枝乾姜湯⑪には牡蛎が含まれています（竜骨は含まれていません），いろいろ試してください．

136　　　　　　　　　　　　　　　88002-905 JCOPY

桂枝加竜骨牡蛎湯 ㉖

桂枝加竜骨牡蛎湯㉖は桂枝湯㊺に気持ちを鎮める竜骨と牡蛎を加えたものです．性的な悪夢を見た時に有効と昔の書物に度々記載があります．

柴胡加竜骨牡蛎湯 ⑫

竜骨は大動物の化石化した骨で，牡蛎は食用のカキの貝殻です．ともにカルシウムが主成分でしょうが，鎮静作用の有効成分は不明です．カルシウム以外の諸々の成分による作用と僕は理解しています．

警察のお世話に

性加害は犯罪です．家のなかで，同胞内で，性加害が起こっても犯罪です．

家庭内の性暴力に気づいたら

　発達障害と診断されている人が性的被害を起こすこともあれば，また性的被害に遭うこともあります．健常者（何をもって健常とするかは実は疑問ですが）と比べて，遙かに頻度が高いと言う人もいます．家庭内で姉妹などに異常な性的行動を取るなどの時は主治医や児童相談所に早急に助けを求めましょう．

強迫性障害

ファーストチョイス

セカンドチョイス

強迫的なこだわりには

　強迫性障害には，不潔恐怖，加害恐怖，確認行為，儀式行為，数字へのこだわり，物の配置へのこだわりなどがあります．それをしないと不幸がおこるといった思い込みが悪循環します．そんな行動は結果と無関係だと腑に落ちれば，だんだんと収まります．しかし，何らかの不安への解決策になっているような時は治りません．

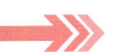

柴胡加竜骨牡蛎湯 ⑫

製造メーカーにより大黄が含まれているものがあります．大黄には瀉下作用がありますから，大黄を含む漢方薬を投与するときは便が緩くなることを説明しておきましょう．

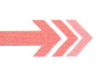

桃核承気湯 ⑥

承気湯と名が付く保険適用漢方エキス製剤は，調胃承気湯⑦，大承気湯⑱，桃核承気湯⑥です．

いい加減に良い加減をめざして

柴胡含有漢方薬には気持ちを鎮める作用があります．承気湯と名が付く保険適用漢方薬は大黄と芒硝を含んでいます．大黄単独でも気持ちが鎮まることがありますが，承気とは「昂った気持ちが収まる」といった意味合いです．これらの漢方薬を飲みながら，負の連鎖を断ち切ってください．焦らずいい加減にボーッと生きることが目標です．

ゲーム依存

ファーストチョイス

セカンドチョイス

漢方薬で依存が治るのではありません

　松本俊彦先生の「依存症とは，人に依存できない病気」「人とのConnectionができないから，何かにAddictionになる」というフレーズが大好きです．上記の漢方薬はただの気休めです．患者さんに，人に依存できる環境を，Connectionできる手段を与えてください．ギャンブル依存，アルコール依存，薬物依存などは即専門家の力を借りましょう．

桂枝加竜骨牡蛎湯 26 ＋
ルールを決める

漢方薬の内服を約束させて，本人が十分に納得できるルールを決めてはどうでしょうか？

加味帰脾湯 137 ＋
一緒にトコトン楽しむ

学校生活や日常生活に問題があるほどのゲーム依存の場合は，漢方薬の内服を行った上で，一緒にゲームを楽しんでください．不登校の日も一緒にゲームを楽しんでください．

漢方薬を潤滑油に安心して話せる場を

　市販薬のオーバードーズ（OD）が問題となっています．保険適用漢方薬には依存性も耐性もありません．漢方薬を潤滑油に使って，依存者が安心できる環境を創り上げてください．人を頼って依存できないから，別の何かに依存しているのです．子どものことを思って叱責してもじつは無駄です．家庭が安心の場でなくなると修復は困難になります．

コラム　発達障害と依存症

　依存症と発達障害は縁が深い．特にADHDは依存症に高率に併存する．実際，依存症のグループ療法をやっていると，必ず何人かADHDと思しき者がいて彼らはたえず身体のどこかを動かしたり，キョロキョロとあたりを見回したり，席を立ったり座ったりしてせわしない．

　様々な研究が，小児期のADHD症状が将来の物質使用症やゲーム行動症を予測する要因であることを明らかにしている．興味深いのは，物質使用症の場合，ADHDとの関係は乱用物質によって異なることだ．物質使用症患者におけるADHD併存率は，アルコールや大麻に比べてコカインや覚醒剤で最も高いのだ．

　なぜADHD患者はコカインや覚醒剤を好むのか．このことの説明としてよく援用されるのが，米国の精神科医カンツィアンの「自己治療仮説」だ．それによれば，ADHD患者は，様々な物質遍歴のなかで，無意識のうちに自らの慢性的ドーパミン欠乏状態を改善するのに適した物質を選択する傾向があるという．いうまでもなく，コカインや覚醒剤はADHD治療薬メチルフェニデートと同じ薬理効果を持っているからだ．さらに驚くべきことに，ゲーム行動症やギャンブル行動症もADHDと密接に関連し，その行為を通じて脳内報酬系を直接刺激し，ドーパミンの放出を促す作用がある．依存症臨床においてADHDに注目することには重要な臨床的意義がある．実際，ADHDが改善すると，その人のアディクション問題も快方に向かうことは少なくないのである．　　　　　　　　　　　（松本俊彦）

コラム 発達障害と認知行動療法

　ひびきメンタルクリニック理事長，精神科医の竹内今日生です．認知行動療法は，考え方や行動に働きかけることで心の問題を軽減する心理療法です．うつ病や不安障害，統合失調症など，様々な精神疾患に効果が認められており，日常生活でのストレスや不安を和らげるために広く活用されています．ただし，この療法は発達障害そのものを「治す」ものではありません．発達障害の特性は活かし方によっては「強み」にもなりえます．認知行動療法は自分の特性をよく理解して日々を快適に生きるためのサポートとして非常に有効です．発達障害を持つ方々は，対人関係のトラブルや仕事への集中の難しさなど，日常生活で多くのストレスに直面することがよくあります．たとえば，自閉スペクトラム症（ASD）の方は，社会的コミュニケーションに困難を感じることが多く，また，特定の興味や行動パターンにこだわる傾向があります．認知行動療法を通じて，他者の感情を理解し，スムーズに会話を進めるスキルを習得したり，柔軟な思考や行動の幅を広げたりすることができます．また，注意欠陥・多動性障害（ADHD）の方には，苦手とする時間管理や集中力の向上，衝動性のコントロールなどに焦点を当てたトレーニングが行われます．認知行動療法は，患者さんの状態やクリニックの方針によって様々なアプローチが取られますので，治療を開始する前に不安な点や疑問は遠慮せずに確認しておくことをおすすめします．

（竹内今日生）

誰かの暴力が過ぎる時
心中したくなったら

ファーストチョイス

それでも収まらない

日頃の内服

死んでしまいたいほどの状況に

　発達障害のお子さんを持つ親御さんから，ごくまれに
「いっそ，一緒に死のうと思うことがある」と打ち明けられる
ことがあります．発達障害から二次障害になる時，または他
の精神病が併発する時などに起こるのだろうと考えていま
す．不登校や引きこもりになっても，そっとしておけば悪化
はしません．鍛え直そうと思わないことです．

主治医に即相談
暴力が過ぎる時は，自分の身を守るためにも，すぐに主治医に相談して落ちつかせてもらいましょう．

警察に相談（or 110番）
主治医の手に負えない時，主治医が取り上げてくれない時，そしてご自身の身の危険を感じたら，すぐに警察を頼ってください．

加味帰脾湯 137
日々，疲れていることでしょう．少しでも楽になるように加味帰脾湯137を常時内服してください．

自分だけで抱え込まず，助けを求めて

　最悪のことが頭をよぎったら，ちょっと落ちついてください．あなたがすべてを抱え込む必要はありません．あなたの責任でもありません．社会として対応すべき段階です．日頃の心労で本当に疲れているでしょう．そんな時は，やっぱり加味帰脾湯137がファーストチョイスです．そして人に，社会にヘルプを頼んでください．

コラム 僕の強迫性障害

　ひどい吃音があった小学校の頃から僕には強迫性障害があります．吃音を収めるために子どもながらにいろいろトライしていました．そんな時，話す前にある儀式をやるとどもらないのではないか？　と推論しました．また，験を担ぐこともしました．上手く話せた時の洋服や，その時の洋服の色を気に入ってみたりです．

　僕と同じ経験をしたことがない人は馬鹿馬鹿しいことと思うでしょうが，本人は本当に真剣なのです．吃音が出なければ，バレなければ何でもやりますと心に誓っていました．

　基本的に片付けが超苦手でしたが，ある部分は超キッチリとしていました．息をするのもストレスで，体はガチガチでした．体中がストレスの塊でした．今から思うと，もっと気楽に，ボーッと過ごせなかったのかと思いますが，それができないのです．そして吃音は成人前後になって，自分から公言することで大分影を潜めました．しかし，強迫観念はその後も実は結構残っていました．僕は偶数が好きで，左が好きで，黄色が好きです．数字は４が特に好きです．家や車の鍵を掛けたかは今でも気になります．

　最近，僕は，いろいろなことにアンテナは張りつつ，ボーッと生きることが健康の秘訣と思っています．ストレスを上手にスルーできる才能です．人にちょっと迷惑を掛けて生きることもじつは大切です．そう思うと人の迷惑が気にならなくなります．それがレジリエンスの基本です．

（新見正則）

あとがき

　ある日のこと，新見先生，中山先生，林社長から「ちょっと相談があるからミーティングしませんか」との連絡がありました．以下は，そこでの会話です．

新見先生：発達障害フローチャート漢方薬を一緒に執筆しよう．

私：えー，それは難しいです．私は発達障害の専門でも何でもないんです．ただの一般小児科医なので，もっと専門の先生にお願いしたほうがよいと思います．

新見先生：専門でないから，それがいいんだよ．僕は先生と一緒に書きたい．

　そういえば，『フローチャートこども漢方薬』の時も，まだまだ漢方はかけだしだったのに，そのほうがよいといって執筆を任せて下さいました．さらに，松田邦夫先生の「講演や執筆などの依頼はすべて受けたほうがよい」という言葉も思い出しました．何といっても，新見先生のお言葉がめちゃくちゃ嬉しくて，大胆にもその場で「はい，やってみます」とお答えしてしまったのです．

　ちょうどその時，大阪で開催される3つの学会（第74回日本東洋医学会学術総会，第7回日本小児漢方懇話会フォーラム，第51回日本小児東洋医学会学術集会）のことで頭がいっぱいだったのです．忙しい時こそ，色々なことが重なるものです．しかし，やるべきことがあるのは，幸せなことだといつもポジティブに考えるようにしています．それにしても『フローチャートこども漢方薬』では発達障害のことは，たった1項目だけなのです．どうやったら本にするほどのフロー

チャートが書けるのだろうかと試行錯誤していました．そんな時，新見先生の完成原稿が送られてきました．新見先生の書くスピードにはいつも驚かされます．さらに，その内容も驚愕しました．今の新見先生から想像もつかないエピソードがたくさんで，思わず読みふけってしまいました．さらに，この本は医療従事者だけでなく，患者さんやご家族向けの本でもあり，できるだけわかりやすく書いたほうがよいと実感したのです．

　じつは，数年前までは，発達障害は専門の先生が診察するものと考えていました．しかし，紹介しても3〜6ヵ月待ち，なかには1年待ちというところもありました．お子さん，お母さんたちは今，困っているのです．私は，専門的な発達検査はできないし，向精神薬を処方することもできません．しかし，何かできることはないだろうかと，そこから色々勉強するようになりました．お話を聞いて，自宅での過ごし方や療育のアドバイスをすることは，かかりつけ医でも十分できます．さらに，私の強みは漢方薬のことを知っていることです．実際に，漢方薬で日常生活が過ごしやすくなったお子さんたちがたくさんいます．お母さんたちからも感謝されました．専門家につなげる間，漢方薬は素晴らしいアイテムだと思います．

　そして，今回はたくさんの先生方からコラムをいただきました．市河茂樹先生の本を読んで，一般小児科医でも発達障害のお子さんたちを診る必要があるということ実感したので，市河先生のコラムはとても励みになりました．また，神田橋條治先生に書いていただけたことも，ほんとに驚きでした．ほかにも，池野一秀先生，髙尾昌樹先生，高橋秀寿先生，竹内今日生先生，田中伸一郎先生，中山今日子先生，松本俊

彦先生，素晴らしいコラムをありがとうございました．皆さまのおかげで，この本がさらにパワーアップしました．ご一緒できたことを，とても嬉しく思います．そして，執筆させていただいた私自身がとても勉強になりました．

　最後に，監修してくださった古郡規雄先生，『フローチャート発達障害漢方薬』の執筆を私に任せてくださった新見正則先生，中山今日子先生，林峰子社長に深く感謝いたします．

2024 年 11 月

坂﨑弘美

参考文献

坂﨑弘美 ···

1) 秋葉哲生：活用自在の処方解説．ライフサイエンス，2010
2) 川嶋浩一郎：発達障害児のこころを踏まえた症状の理解と薬物治療における漢方薬の位置付け．小児疾患の身近な漢方治療 13．p50-62，メジカルビュー社，2015
3) 黒木春郎：小児科漢方 16 の処方．中外医学社，2013
4) 高山宏世：漢方常用処方解説．三考塾叢刊，2007
5) 寺澤捷年：症例から学ぶ和漢診療学．医学書院，1998
6) 新見正則：3 秒でわかる漢方ルール．新興医学出版社，2014
7) 日本小児東洋医学会：小児漢方治療の手引き．日本小児医事出版社，2014
8) 広瀬滋之：小児科疾患漢方治療マニュアル．現代出版プランニング，2006
9) 市河茂樹編：外来で診る子どもの発達障害．羊土社，2021
10) 本田秀夫：子どもの発達障害．SB クリエイティブ，2021
11) 本田秀夫監修：発達障害がよくわかる本．講談社，2018
12) 杉山登志郎他監修：発達障害のある子どもができることを伸ばす！幼児編．日東書院本社，2011
13) 杉山登志郎他監修：発達障害のある子どもができることを伸ばす！学童編．日東書院本社，2011
14) 平岩幹男：イラストでわかる発達が気になる子のライフスキルトレーニング．合同出版，2018
15) 黒木春郎：プライマリケアで診る発達障害．中外医学社，2016
16) 新見正則：フローチャート漢方薬治療．新興医学出版社，2011
17) 新見正則，古郡規雄：フローチャートメンタル漢方薬—臨床精神薬理学の第一人者が教えます！—．新興医学出版社，2019
18) 坂﨑弘美，新見正則：フローチャートこども漢方薬—びっく

り・おいしい飲ませ方一. 新興医学出版社, 2017

19) 竹内紀子他：発達障害. 小児科診療, 81：207-210, 2018

20) 榊原洋一, 神尾陽子編著：発達障害の診断と治療 ADHD と ASD. 診断と治療社, 2023

21) 坂崎弘美：女性の健康と仕事・子育ての両立, 漢方からのアプローチ. Progress in Medicine, 41：625-628, 2021

22) 洲鎌盛一：乳幼児の発達障害診療マニュアル. 医学書院, 2013

23) 中川信子：Q & A で考える保護者支援. 学苑社, 2018

24) 成田奈緒子：子どもが「発達障害」と疑われたときに読む本. 講談社, 2024

25) 原　哲也：発達障害の子の療育が全部わかる本. 講談社, 2021

26) 平岩幹男：発達障害児へのライフスキルトレーニング：LST. 合同出版, 2015

27) 本田秀夫：マンガでわかる発達障害の子どもたち. SB クリエイティブ, 2023

28) 宮内倫也：プライマリ・ケア医も精神科医も精神症状に使える！漢方処方レシピ集. 金芳堂, 2019

29) 山口英明：子育て環境と漢方. 小児疾患の身近な漢方治療 15（日本小児漢方交流会編）. p.18-25, 2017

新見正則 …………………………………………………………………

1) 松田邦夫, 稲木一元：臨床医のための漢方［基礎編］. カレントテラピー, 1987

2) 大塚敬節：大塚敬節著作集　第 1 巻～第 8 巻 別冊. 春陽堂, 1980-1982

3) 大塚敬節, 矢数道明, 清水藤太郎：漢方診療医典. 南山堂, 1969

4) 大塚敬節：症候による漢方治療の実際. 南山堂, 1963

5) 稲木一元, 松田邦夫：ファーストチョイスの漢方薬. 南山堂, 2006

6) 大塚敬節：漢方の特質. 創元社, 1971

7) 大塚敬節：漢方と民間薬百科. 主婦の友社, 1966

8) 大塚敬節：東洋医学とともに．創元社，1960
9) 大塚敬節：漢方ひとすじ—五十年の治療体験から—．日本経済新聞社，1976
10) 松田邦夫：症例による漢方治療の実際．創元社，1992
11) 日本医師会編：漢方治療の ABC．日本医師会雑誌臨増 108 (5)，1992
12) 大塚敬節：歌集杏林集．香蘭詩社，1940
13) 三潴忠道：はじめての漢方診療十五話．医学書院，2005
14) 花輪壽彦：漢方診療のレッスン．金原出版，1995
15) 松田邦夫：巻頭言：私の漢方治療．漢方と最新治療，13 (1)：2-4，2004
16) 松田邦夫，稲木一元：漢方治療のファーストステップ改訂第二版．南山堂，2011
17) 清水藤太郎：薬局の漢方．南山堂，1963
18) 新見正則：本当に明日から使える漢方薬．新興医学出版社，2010
19) 新見正則：西洋医がすすめる漢方．新潮社，2010
20) 新見正則：プライマリケアのための血管疾患のはなし—漢方診療も含めて—．メディカルレビュー社，2010
21) 新見正則：フローチャート漢方薬治療．新興医学出版社，2011
22) 新見正則：じゃぁ，死にますか？　—リラックス外来トーク術—．新興医学出版社，2011
23) 新見正則：簡単モダン・カンポウ．新興医学出版社，2011
24) 新見正則：じゃぁ，そろそろ運動しませんか？　新興医学出版社，2011
25) 新見正則：iPhone アプリ「フローチャート漢方薬治療」
26) 新見正則：じゃぁ，そろそろ減量しませんか？　新興医学出版社，2012
27) 新見正則：鉄則モダン・カンポウ．新興医学出版社，2012
28) 松田邦夫・新見正則：西洋医を志す君たちに贈る漢方講義．新興医学出版社，2012
29) 新見正則：症例モダン・カンポウ．新興医学出版社，2012
　　新見正則：飛訳モダン・カンポウ．新興医学出版社，2013

30) 新見正則：患者必読—医者の僕がやっとわかったこと—．朝日新聞出版，2014

31) 新見正則：フローチャート漢方薬治療2．新興医学出版社，2014

32) 新見正則：3秒でわかる漢方ルール．新興医学出版社，2014

33) 新見正則，樫尾明彦：スーパー★ジェネラリストに必要なモダン・カンポウ．新興医学出版社，2014

34) 新見正則：実践ちょいたし漢方．日本医事新報，4683(1)，2014

35) 新見正則：患者さんのためのフローチャート漢方薬．新興医学出版社，2015

36) 新見正則：実践3秒ルール128漢方処方分析．新興医学出版社，2016

37) 新見正則，樫尾明彦：モダン・カンポウ上達チェックリスト．新興医学出版社，2016

38) 新見正則：サクサク読める漢方ビギナー処方ドリル．新興医学出版社，2016

39) 新見正則：ボケずに元気に80歳！—名医が明かすその秘訣—．新潮社，2017

40) 新見正則：論文からひもとく外科漢方．日本医事新報社，2017

41) 新見正則：メディカルヨガ—誰でもできる基本のポーズ—．新興医学出版社，2017

42) 新見正則：フローチャートこども漢方薬—びっくり・おいしい飲ませ方—．新興医学出版社，2017

43) 新見正則：フローチャートがん漢方薬—サポート医療・副作用軽減・緩和に—．新興医学出版社，2017

44) 新見正則：イグノーベル的バランス思考—極・健康力—．新興医学出版社，2017

45) 新見正則：フローチャート高齢者漢方薬—フレイルこそ漢方のターゲット—．新興医学出版社，2017

46) 新見正則，千福貞博，坂﨑弘美：漢方♥外来ナンパ術．新興医学出版社，2017

47) 新見正則，チータム倫代：フローチャート皮膚科漢方薬—いつもの治療にプラスするだけ—．新興医学出版社，2018

48) 新見正則，古郡規雄：フローチャートメンタル漢方薬—臨床精神薬理学の第一人者が教えます！—新興医学出版社，2019

49) 新見正則，千福貞博，坂﨑弘美：漢方♥外来—先生，儲かりまっか？．新興医学出版社，2019

50) 新見正則，鈴木美香：フローチャート女性漢方薬—とくに女性には効果バツグン！—新興医学出版社，2019

51) 新見正則，棚田大輔：フローチャートいたみ漢方薬—ペインと緩和にさらなる一手—．新興医学出版社，2019

52) 新見正則，千福貞博，坂﨑弘美：スターのプレゼン 極意を伝授！．新興医学出版社，2020

53) 新見正則，中永士師明：フローチャート救急漢方薬—リアル救急でも使える！—．新興医学出版社，2020

54) 新見正則，中山今日子：フローチャート薬局漢方薬—薬剤師・登録販売者専用—．新興医学出版社，2020

55) 新見正則：コロナで死ぬな！開業医．新興医学出版社，2020

56) 新見正則：抗がんエビデンスを得た生薬ファイア．新興医学出版社，2021

57) 髙尾昌樹監修，新見正則・和田健太朗著：フローチャートコロナ後遺症漢方薬—あなたも今日から診療できる！—．新興医学出版社，2022

58) 新見正則，田村朋子：フローチャート糖尿病漢方薬—漢方でインスリンはでません！—．新興医学出版社，2022

59) 新見正則，和田健太朗：フローチャート慢性腎臓病漢方薬—CKD の多彩な症状や訴えに！—．新興医学出版社，2022

60) 武藤芳照監修，新見正則，冨澤英明著：フローチャート整形外科漢方薬—西洋医学にプラスするだけ—．新興医学出版社，2023

61) 中村 純監修，新見正則，三上 修著：フローチャート産業医漢方薬—主治医の邪魔はしません—．新興医学出版社，2023

62) 新見正則：しあわせの見つけ方—予測不能な時代を生きる愛しき娘に贈る書簡 32 通—．新興医学出版社，2023

63) 冨澤英明，田中伸一郎，新見正則：フローチャート芸術漢方

薬―実はほとんど整形外科―. 新興医学出版社, 2024

64) 土倉潤一郎, 新見正則：フローチャート在宅医療漢方薬―選
ばれるクリニックになるために―. 新興医学出版社, 2024

索 引

あ

安中散 **5** （あんちゅうさん） ……………………………………………… 83
越婢加朮湯 **28** （えっぴかじゅつとう） …………………………………… 91

か

葛根湯加川芎辛夷 **2** （かっこんとうかせんきゅうしんい） ………… 87, 91
加味帰脾湯 **137** （かみきひとう） ………… 51, 59, 73, 103, 131, 141, 145
加味逍遙散 **24** （かみしょうようさん） ………………………… 89, 97, 101
甘麦大棗湯 **72** （かんばくたいそうとう）

…………………………………………… 47, 49, 55, 57, 61, 63, 85, 133
桂枝加芍薬湯 **60** （けいしかしゃくやくとう） ………………………… 65
桂枝加竜骨牡蛎湯 **26** （けいしかりゅうこつぼれいとう） ……… 55, 137, 141
桂枝茯苓丸 **25** （けいしぶくりょうがん） ……………………… 89, 97
五苓散 **17** （ごれいさん） ………………………………………… 77, 131

さ

柴胡加竜骨牡蛎湯 **12** （さいこかりゅうこつぼれいとう）

………………………… 49, 57, 63, 71, 75, 101, 133, 137, 139
柴胡桂枝湯 **10** （さいこけいしとう） …………… 53, 71, 77, 79, 95
酸棗仁湯 **103** （さんそうにんとう） ……………………………… 59
四逆散 **35** （しぎゃくさん） ……………………………………… 53, 79
四物湯 **71** （しもつとう） ………………………………………… 65
十全大補湯 **48** （じゅうぜんたいほとう） ………………… 65, 93, 99
小建中湯 **99** （しょうけんちゅうとう） ………… 47, 53, 65, 79, 81, 83,
85, 87, 131, 133, 135

た

大柴胡湯 **8** （だいさいことう） ………………………………… 75
調胃承気湯 **74** （ちょういじょうきとう） ……………………… 81
桃核承気湯 **61** （とうかくじょうきとう） ………… 81, 89, 97, 139
当帰芍薬散 **23** （とうきしゃくやくさん） ……………………… 89, 97

は

半夏厚朴湯 **16** （はんげこうぼくとう） …………… 49, 63, 73, 103
半夏白朮天麻湯 **37** （はんげびゃくじゅつてんまとう） …………… 95, 99

156   88002-905 **JCOPY**

補中益気湯 ❹ （ほちゅうえっきとう）------------------------------ 73, 93, 95, 99

や

抑肝散 ❺ （よくかんさん）
------------------------------ 47, 55, 57, 61, 71, 75, 77, 85, 87, 101, 135
抑肝散加陳皮半夏 ❽ （よくかんさんかちんぴはんげ）------------------------------ 61

ら

六君子湯 ❹ （りっくんしとう）------------------------------ 83, 99
苓桂朮甘湯 ❹ （りょうけいじゅつかんとう）------------------------------ 51, 95

モダン・カンポウ for ビギナーズ

フローチャートこども漢方薬
びっくり・おいしい飲ませ方

著：坂崎弘美（さかざきこどもクリニック院長）
　　新見正則（帝京大学医学部外科准教授）

2017年発行　B6変型判　160頁
定価（本体価格2,700円+税）消費税10%込み2,970円
[ISBN978-4-88002-196-6]

フローチャート救急漢方薬
リアル救急でも使える

著：新見正則（帝京大学医学部外科 准教授）
　　中永士師明（秋田大学救急集中治療医学講座 教授）

2020年発行　B6変型判　196頁
定価（本体価格3,000円+税）消費税10%込み3,300円
[ISBN978-4-88002-594-0]

フローチャート糖尿病漢方薬
漢方でインスリンは出ません！

編著：新見正則（オックスフォード大学 医学博士、新見正則医院 院長）
　　　田村朋子（みなみ内科ライフケアクリニック 院長）

2022年発行　B6変型判　180頁
定価（本体価格3,000円+税）消費税10%込み3,300円
[ISBN978-4-88002-881-1]

フローチャート薬局漢方薬
薬剤師・登録販売者専用！

著：新見正則（帝京大学医学部外科、新見正則医院 院長）
　　中山今日子（薬剤師スーパートレーナー）

2020年発行　B6変型判　216頁
定価（本体価格2,500円+税）消費税10%込み2,750円
[ISBN978-4-88002-598-8]

株式会社 新興医学出版社　〒113-0033 東京都文京区本郷6-26-8
TEL. 03-3816-2853　FAX. 03-3816-2895
http://www.shinkoh-igaku.jp
e-mail: info@shinkoh-igaku.jp

モダン・カンポウ for ビギナーズ

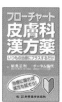

フローチャート皮膚科漢方薬
いつもの治療にプラスするだけ

著：新見正則（帝京大学医学部外科准教授）
　　チータム倫代（祖師谷みちクリニック院長）

2018年発行　B6変型判　174頁
定価（本体価格2,800円+税）消費税10%込み3,080円
[ISBN978-4-88002-582-7]

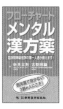

フローチャートメンタル漢方薬
臨床精神薬理学の第一人者が教えます！

著：新見正則（帝京大学医学部外科准教授）
　　古郡規雄（獨協医科大学精神神経医学講座准教授）

2019年発行　B6変型判　150頁
定価（本体価格2,700円+税）消費税10%込み2,970円
[ISBN978-4-88002-585-8]

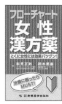

フローチャート女性漢方薬
特に女性には効果バツグン！

著：新見正則（さくらウィメンズクリニック浦安・帝京大学医学部外科教授）
　　鈴木美香（聖隷健康サポートセンターShizuoka所長）

2019年発行　B6変型判　192頁
定価（本体価格3,000円+税）消費税10%込み3,300円
[ISBN978-4-88002-587-2]

フローチャートいたみ漢方薬
ペインと緩和にさらなる一手

著：新見正則（帝京大学医学部外科准教授）
　　棚田大輔（兵庫医科大学病院緩和ケアセンター副センター長）

2019年発行　B6変型　216頁
定価（本体価格3,200円+税）消費税10%込み3,520円
[ISBN978-4-88002-583-4]

株式会社 新興医学出版社　〒113-0033 東京都文京区本郷6-26-8　http://www.shinkoh-igaku.jp
TEL. 03-3816-2853　FAX. 03-3816-2895　e-mail:info@shinkoh-igaku.jp

【著者略歴】

坂﨑　弘美　Hiromi Sakazaki, MD

1988 年	大阪市立大学医学部卒業
同年	大阪市立大学医学部付属病院小児科学教室に入局
1991 年	和泉市立病院小児科
1998 年	大阪掖済会病院小児科
2004 年	さかざきこどもクリニック開院

専　門　小児科専門医

趣　味　ダンス歴 25 年，踊る小児科医です．

新見　正則　Masanori Niimi, MD, DPhil, FACS

1985 年	慶應義塾大学医学部卒業
1993 年～1998 年	英国オックスフォード大学医学部博士課程留学
	移植免疫学で Doctor of Philosophy（DPhil）取得
1998 年～	帝京大学医学部に勤務
2002 年	帝京大学医学部博士課程指導教授（外科学，移植免疫学，東洋医学）
2013 年	イグノーベル医学賞
2020 年	新見正則医院開設

専　門　消化器外科，血管外科，移植免疫学，日本東洋医学会指導医・専門医，労働衛生コンサルタント，日本スポーツ協会公認スポーツドクター，セカンドオピニオンのパイオニアとしてテレビ出演多数．
漢方医学は松田邦夫先生（東大 S29 年卒）に学ぶ．

趣　味　トライアスロン，中国語，愛犬ビジョンフリーゼ

©2025　　　　　　　　　　　　　第 1 版発行　2025 年 1 月 5 日

フローチャート発達障害漢方薬
生きやすくする漢方薬

（定価はカバーに表示してあります）

監修	古郡規雄
著者	坂﨑弘美・新見正則

発行者	林　　峰子
発行所	株式会社 新興医学出版社

検　印
省　略

〒113-0033　東京都文京区本郷6丁目26番8号
電話　03(3816)2853　　FAX　03(3816)2895

印刷　三報社印刷株式会社　　　ISBN978-4-88002-905-4　　　郵便振替　00120-8-191625

- ・本書の複製権・翻訳権・上映権・譲渡権・公衆送信権（送信可能化権を含む）は株式会社新興医学出版社が保有します．
- ・本書を無断で複製する行為（コピー，スキャン，デジタルデータ化など）は，著作権法上での限られた例外（「私的使用のための複製」など）を除き禁じられています．研究活動，診療を含み業務上使用する目的で上記の行為を行うことは大学，病院，企業などにおける内部的な利用であっても，私的使用には該当せず，違法です．また，私的使用のためであっても，代行業者等の第三者に依頼して上記の行為を行うことは違法となります．
- ・ **JCOPY**〈出版者著作権管理機構 委託出版物〉
  本書の無断複製は著作権法上での例外を除き禁じられています．複製される場合は，そのつど事前に，出版者著作権管理機構（電話 03-5244-5088，FAX03-5244-5089，e-mail：info@jcopy.or.jp）の許諾を得てください．